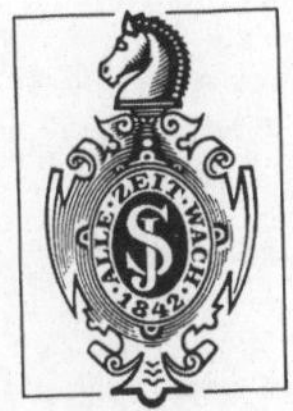

H. Hippius   M. Ortner   E. Rüther   (Hrsg.)

# Angst – Depression – Schmerz und ihre Behandlung in der ärztlichen Praxis

Mit Beiträgen von
V. Beck   E. Bönisch   M. Daunderer   P. Götze
R. Grohmann   H. Hippius   W. Kissling
R. Kocher   W. Maier   I. Meller   B. Pflug
E. Rüther   M. Schmauss   R. Wörz

Mit 3 Abbildungen und 23 Tabellen

Springer-Verlag Berlin Heidelberg New York
London Paris Tokyo

Herausgeber

Professor Dr. Hanns Hippius
Direktor der Psychiatrischen Klinik und Poliklinik
Nußbaumstraße 7, 8000 München 2

Dr. Margot Ortner
Psychiatrische Klinik und Poliklinik
Nußbaumstraße 7, 8000 München 2

Professor Dr. Eckart Rüther
Georg-August-Universität Göttingen
Psychiatrische Klinik
von-Siebold-Straße 5, 3400 Göttingen

ISBN-13:978-3-540-50062-9     e-ISBN-13:978-3-642-73916-3
DOI: 10.1007/978-3-642-73916-3

CIP-Titelaufnahme der Deutschen Bibliothek
Angst – Depression – Schmerz und ihre Behandlung in der ärztlichen Praxis /
[2. Psychiatr. Gespräche am Gasteig]. H. Hippius … (Hrsg.). Mit Beitr. von V. Beck
… – Sonderausg. für Forum Galenus, Mannheim. – Berlin ; Heidelberg ; New
York ; London ; Paris ; Tokyo : Springer, 1988 (Forum Galenus Mannheim ; 18)
ISBN-13:978-3-540-50062-9

NE: Hippius, Hanns [Hrsg.]; Beck, V. [Mitverf.]; Psychiatrische Gespräche am
Gasteig ⟨02, 1987, München⟩; Galenus-GmbH ⟨Mannheim⟩: Forum Galenus
Mannheim



2125/3145-543210 – Gedruckt auf säurefreiem Papier

# Vorwort

Beim Hausarzt – in den Praxen von Allgemeinärzten und Internisten – werden zunehmend mehr psychisch kranke Patienten behandelt. So richtig und wichtig diese Feststellung heute ist – vor 30 Jahren wäre diese Aussage noch falsch gewesen!
Das hat verschiedene Gründe. Bis in die 50er Jahre hinein gab es keine psychiatrischen Behandlungsmethoden, die auch in der Praxis des Hausarztes hätten angewandt werden können. Seither hat sich diese Situation vor allem in zwei Bereichen geändert: einmal sind neben hochspezialisierten Formen der (psychoanalytischen) Psychotherapie neue Methoden der Psychotherapie entwickelt worden, deren Anwendung auch in der Praxis des Hausarztes möglich ist. Zum anderen sind in der letzten Zeit Psychopharmaka entwickelt worden, die nicht nur vom Nervenarzt, sondern von allen niedergelassenen Ärzten sehr wirksam zur Behandlung bestimmter psychiatrischer Krankheiten eingesetzt werden können.
Das sind Entwicklungen, die erst eingesetzt haben, als viele der heute in der Praxis tätigen Ärzte ihr Studium und ihre Weiterbildung in der Klinik bereits abgeschlossen hatten. Deswegen ist es notwendig, daß Themen der psychiatrischen Pharmakotherapie und der Psychotherapie im Rahmen der ärztlichen Fortbildung immer wieder berücksichtigt werden. Um dieses Ziel zu erreichen, gibt es viele Möglichkeiten – von großen Fortbildungskongressen bis zu Wochenendseminaren mit wenigen Teilnehmern, von regelmäßig erscheinenden Fortbildungszeitschriften und Videokassetten bis hin zu speziellen monographischen Darstellungen von Fortbildungsthemen.
Mit den „Psychiatrischen Gesprächen am Gasteig" versuchen wir noch einen weiteren Weg zu beschreiten. Aus dem Kreis nichtfachpsychiatrisch ausgebildeter Kollegen werden Themen und Fragestellungen zur psychiatrischen Pharmakotherapie gesammelt, von denen dann jeweils 10–12 ausgewählt werden. Jedes dieser Themen wird einem kompetenten Fachmann übertragen, damit er die zu diesem Fragenkomplex für die tägliche Praxis wichtigen Gesichtspunkte übersichtlich darstellt. Dann werden die so vorgetragenen Thesen in einem Rundtischgespräch (ohne Auditorium) kritisch, manchmal auch durchaus kontrovers diskutiert. Das Ziel der „Psychiatrischen Gespräche

am Gasteig" ist es, eine Art Konsens zu finden, damit den in der Praxis tätigen Kollegen zuverlässige, verständliche und praktikable Richtlinien und Übersichten für ihr eigenes Handeln gegeben werden können. Gleichzeitig soll den niedergelassenen Allgemeinärzten und Internisten aber auch aufgezeigt werden, wo für ihr Handeln die Grenzen und die Risiken liegen, damit sie die Situationen erkennen können, in denen es sich empfiehlt, zumindest den Rat eines Nervenarztes einzuholen oder schließlich den Patienten an den Nervenarzt oder in die Psychiatrische Klinik einzuweisen.

Wie es nicht anders sein kann bei einem Gebiet der Medizin, das in ständiger Bewegung ist und das immer wieder durch neue Erkenntnisse bereichert wird – die Diskussionen über die verschiedenen Themen führten nicht in allen Punkten zu einem völlig einhelligen Konsens in der Runde der Gesprächsteilnehmer! In gemeinsamer Arbeit haben wir aber versucht, die wesentlichen Gesichtspunkte in „Merksätze für die Praxis" zusammenzufassen. Der interessierte Leser kann sich aber jederzeit durch die Lektüre der Einzelbeiträge und der Diskussionen darüber informieren, ob und welche unterschiedlichen Standpunkte und Meinungen es zu bestimmten Themen gibt.

München und Göttingen, im August 1988       H. Hippius
                                            M. Ortner
                                            E. Rüther

# Inhaltsverzeichnis


Differentialdiagnostik von ängstlichen und depressiven
Syndromen   1
*(W. Maier)*
   Diskussion
   Merksätze für die Praxis

Einschätzung des Suizidrisikos beim depressiven Patienten   9
*(P. Götze)*
   Diskussion
   Merksätze für die Praxis

Schlafentzug in der Depressionsbehandlung   20
*(B. Pflug)*
   Diskussion
   Merksätze für die Praxis

Die Therapie der „therapieresistenten" Depression   28
*(M. Schmauss und I. Meller)*
   Diskussion
   Merksätze für die Praxis

Langzeittherapie affektiver Erkrankungen   44
*(W. Kissling)*
   Diskussion
   Merksätze für die Praxis

Antidepressive Behandlung bei Herzerkrankungen   54
*(E. Bönisch)*
   Diskussion
   Merksätze für die Praxis

Agranulozytoserisiko bei Psychopharmakatherapie:
Erkennung und Maßnahmen   61
*(R. Grohmann)*
   Diskussion
   Merksätze für die Praxis

Antidepressiva in der Behandlung chronischer
Kopfschmerzpatienten   71
*(R. Wörz)*
    Diskussion
    Merksätze für die Praxis

Psychopharmaka in der Behandlung
von Malignompatienten   79
*(R. Kocher)*
    Diskussion
    Merksätze für die Praxis

Die Bedeutung von Antidepressiva in der Entzugsbehandlung
Alkoholabhängiger   86
*(M. Daunderer)*
    Diskussion
    Merksätze für die Praxis

Niedrigdosierte Antidepressiva als Alternative
zu Benzodiazepinen   93
*(E. Rüther)*
    Diskussion

# Verzeichnis der Anschriften

Dr. V. Beck
Medizinisch-Wissenschaftliche Leitung
GALENUS MANNHEIM GmbH
Sandhofer Straße 116, 6800 Mannheim 31


Dr. E. Bönisch
Georg-August-Universität Göttingen
Psychiatrische Poliklinik
von-Siebold-Straße 5, 3400 Göttingen


Dr. M. Daunderer
TOX CENTER e. V., München
Weinstraße 11, 8000 München 2


Professor Dr. P. Götze
Universitäts-Krankenhaus Eppendorf
Martinistraße 52, 2000 Hamburg 20


Dr. R. Grohmann
Psychiatrische Klinik und Poliklinik der Universität München
Nußbaumstraße 7, 8000 München 2


Professor Dr. H. Hippius
Psychiatrische Klinik und Poliklinik der Universität München
Nußbaumstraße 7, 8000 München 2


Dr. W. Kissling
Psychiatrische Klinik und Poliklinik
der Technischen Universität München
Klinikum rechts der Isar
Ismaninger Straße 22, 8000 München 80


Priv.-Doz. Dr. R. Kocher
Psychiatrische Universitätsklinik Basel
Wilhelm-Klein-Straße 27, CH-4025 Basel

Dr. W. Maier
Klinikum der Johannes-Gutenberg-Universität Mainz
Psychiatrische Klinik und Poliklinik
Untere Zahlbacher Straße 8, 6500 Mainz

Dr. I. Meller
Psychiatrische Klinik und Poliklinik der Universität München
Nußbaumstraße 7, 8000 München 2

Dr. M. Ortner
Psychiatrische Klinik und Poliklinik der Universität München
Nußbaumstraße 7, 8000 München 2

Professor Dr. B. Pflug
Klinikum der Johann-Wolfgang-Goethe-Universität Frankfurt
Heinrich-Hoffmann-Straße 10
6000 Frankfurt am Main 71

Professor Dr. E. Rüther
Georg-August-Universität Göttingen
Psychiatrische Klinik
von-Siebold-Straße 5, 3400 Göttingen

Dr. M. Schmauss
Psychiatrische Klinik und Poliklinik der Universität München
Nußbaumstraße 7, 8000 München 2

Priv.-Doz. Dr. R. Wörz
Schmerzzentrum Bad Schönborn
Waldparkstraße 20
7525 Bad Schönborn 1

# Differentialdiagnostik von ängstlichen und depressiven Syndromen

*W. Maier*

Die Differenzierung zwischen depressiven Syndromen und Angstsyndromen wird seit vielen Jahrzehnten in der Psychiatrie diskutiert; zu dieser Fragestellung wurden zahlreiche empirische Studien durchgeführt. Eine Gruppe von Forschern ist weiterhin der Meinung, daß eine Differenzierung zwischen ängstlichen und depressiven Syndromen nicht möglich ist, eine größere Gruppe von Forschern ist der Meinung, daß eine Differenzierung möglich und notwendig ist; es bestehen jedoch Diskrepanzen, wie eine solche Differenzierung durchzuführen ist (Maier et al. 1983). Aus den bisher vorliegenden Untersuchungen ergeben sich einige Prinzipien, die für eine therapieorientierte Differenzierung zwischen ängstlichen und depressiven Syndromen nützlich sind.

Eine Möglichkeit für die Differentialdiagnostik von depressiven und ängstlichen Syndromen besteht darin, Symptome herauszufinden, die eine hohe Trennschärfe zwischen beiden Syndromen aufweisen. Hierbei handelt es sich lediglich um das Problem der Querschnittsdiagnostik. Hierzu liegen einige Studien vor (Gurney et al. 1972; Mountjoy u. Roth 1984; Maier et al. 1983; Breslau u. Davis 1985; Stavrakaki u. Vargo 1986). In Tabelle 1 ist eine Synopsis dieser Studien aufgelistet: Übereinstimmendes Ergebnis ist, daß einerseits die endogenomorphe Symptomatik (Hemmung, Vitalstörungen, mangelnde Reaktivität der Stimmung und ausgeprägte Schuldgefühle) und andererseits die Suizidalität relativ spezifische Indikatoren für depressive Syndrome darstellen; relativ spezifische Indikatoren für das Angstsyndrom sind die Agoraphobie, Angstanfälle im Sinne

**Tabelle 1.** Differenzierende Symptome

| Charakteristische Symptome für das depressive Syndrom | Charakteristische Symptome für Angstsyndrome |
| --- | --- |
| Depressive Stimmung<br>Hemmung (Motorik, Denken)<br>Suizidalität<br>Ausgeprägte Schuldgefühle<br>Konzentrationsstörungen<br>Ausgeprägter Appetitverlust<br>Reduziertes sexuelles Interesse<br>Mangelnde Reaktivität der Stimmung<br>Früherwachen<br>Morgentief | Angstanfälle (Panikattacken)<br>Agoraphobie<br>Somatische Angst |

von Panikattacken und somatische Angst. Die psychische Angst sowie Agitiertheit und Durchschlafstörungen sind recht unspezifische Symptome, die häufig bei beiden Syndromen vorkommen.

Diese aufgelisteten Symptome spielen auch eine wesentliche Rolle in der Diagnostik von depressiven Erkrankungen und von Angsterkrankungen, wie sie z. B. in DSM-III, DSM-III-R und ICD-10 vorgeschlagen werden (Tabelle 2).

In der Definition der Major Depression nach DSM-III kommen die meisten der für depressive Syndrome trennscharfen Symptome vor; in Zusatzkategorien für die Major Depression kommen die restlichen Symptome, die depressive Syndrome charakterisieren, vor. Ebenso erscheinen in DSM-III die genannten Angstsymptome unter den Kate-

**Tabelle 2.** Der syndromale Aspekt

| Depressive Syndrome | Angstsyndrome |
| --- | --- |
| Major Depression (typische depressive Episode) | Paniksyndrome |
| | Agoraphobie |
| | Phobische Störungen |
| Endogenomorphe Depression (Melancholie) | Generalisiertes Angstsyndrom |
| Wahnhafte Depression | |
| Dysthyme Störungen (depressive Neurose) | |

gorien der Angsterkrankungen; dies sind die Kategorien Paniksyndrom, Agoraphobie und das generelle Angstsyndrom; letzteres stellt eine Operationalisierung eines somatisierten Angstsyndroms dar (Tabelle 3).

Es ist daher zu erwarten, daß auf Syndrombasis eine relativ optimale Trennung zwischen depressiven Syndromen und Angstsyndromen vorgenommen werden kann. Gleichwohl ist der Überlappungsbereich zwischen Angstsyndromen und depressiven Syndromen sehr groß, wie viele epidemiologische und klinische Studien zeigen: In einer epidemiologischen Studie in Zürich wurde z. B. festgestellt, daß 35% der Probanden mit einer gegenwärtigen oder früheren Major Depression eine Angsterkrankung nach DSM-III aufweisen; knapp 30% der Probanden mit einer Angsterkrankung (DSM-III) berichteten außerdem an einer Major Depression gelitten zu haben (Angst u. Dobler-Mikola 1985).

Sicher ist der Überlappungsbereich des Angstsyndroms und des depressiven Syndroms in klinischen Stichproben noch höher, da Probanden mit einem Angstsyndrom häufig erst beim Auftreten eines zusätzlichen depressiven Syndroms um ärztliche Hilfe nachfragen.

Diese ausgeprägte Überlappung wurde stets als unerwünscht angesehen. Daher wurden verschiedene Methoden vorgeschlagen, um beim gleichzeitigen Vorliegen von depressiver Symptomatik und Angstsymptomatik nur ein Syndrom zu diagnostizieren:

1. Eine Methode besteht darin, die beiden Syndrome in ihrer Ausprägung zu gewichten und nur das schwerwiegendere Syndrom zu diagnostizieren (so etwa die Newcastle-Skala zur Differenzierung von Angst und Depression – Gurney et al. 1972);
2. in den Diagnosemanualen wird (siehe DSM-III, ICD-9) empfohlen, beim gleichzeitigen Vorliegen des depressiven Syndroms und des Angstsyndroms in der Regel nur das depressive Syndrom zu diagnostizieren.

Beide Vorgehen haben viele Nachteile. Ein wesentlicher Nachteil ist, daß beim Vorliegen zweier behandlungsbedürftiger Syndrome ein behandlungsbedürftiges Syndrom (in der Regel das Angstsyndrom) nicht diagnostisch relevant wird. Ein solches Vorgehen ist dann ungeeignet, wenn die Diagnostik eine für die Therapieindikation relevante Rolle spielen soll. Daher wird heute zunehmend empfohlen, den Überlappungsbereich zwischen depressiven Syndromen und Angstsyndromen durch Mehrfachdiagnosen zu klassifizieren (z. B. depressive Syndrome mit Panikattacken); ein solches Vorgehen wird z. B. in DSM-III-R empfohlen (s. auch Angst u. Dobler-Mikola 1985; Buller et al. 1986).

Die bisherigen Ausführungen bezogen sich lediglich auf die Querschnittsdiagnostik von ängstlichen und depressiven Syndromen. Die klinische Diagnostik stützt sich daneben auch auf eine Verlaufsbeurteilung (Abb. 1). Daher kann man hoffen, daß die Hinzunahme des Verlaufs zur Querschnittsdiagnostik eine bessere Trennung zwischen Angsterkrankungen und depressiven Erkrankungen herbeiführt. Aber die Verläufe von depressiven Erkrankungen und von Angsterkrankungen sind, wie die Querschnittssymptome, heterogen.

Der Idealtyp für den Verlauf der depressiven Erkrankung, der etwa zwei Drittel depressiver Erkrankungen kennzeichnet, ist der episodische Verlauf: während der scharf begrenzten depressiven Episoden (Verlaufs-

**Tabelle 3.** Diagnostische Kriterien (nach DSM-III)

I. Paniksyndrom
 A) Mindestens drei Panikattacken innerhalb eines Zeitraumes von 3 Wochen unter Umständen, die nicht auf einer ausgeprägten körperlichen Erschöpfung oder einer lebensbedrohenden Situation beruhen. Die Attacken werden nicht durch Exposition gegenüber einem umschriebenen phobischen Stimulus ausgelöst.
 B) Panikattacken zeigen sich in abgegrenzten Perioden mit Ängstlichkeit oder Furcht und in mindestens vier der folgenden Symptome während jeder Attacke:
  1. Dyspnoe;
  2. Palpitationen;
  3. Schmerzen oder Unwohlsein in der Brust;
  4. Erstickungs- oder Beklemmungsgefühle;
  5. Benommenheit, Schwindel oder Gefühl der Unsicherheit;
  6. Gefühl der Unwirklichkeit;
  7. Parästhesien (Kribbeln in Händen oder Füßen);
  8. Hitze- und Kältewellen;
  9. Schwitzen;
  10. Schwäche;
  11. Zittern oder Beben;
  12. Furcht zu sterben, verrückt zu werden oder während einer Attacke etwas Unkontrolliertes zu tun.

II. Agoraphobie
 A) Der Betroffene hat eine ausgeprägte Furcht vor bestimmten Situationen und vermeidet sie deshalb: allein oder in der Öffentlichkeit dort zu sein, wo Flucht schwer möglich ist oder keine Hilfe im Falle plötzlicher Hilflosigkeit verfügbar wäre, z.B. Menschenmengen, Tunnels, Brücken, öffentliche Verkehrsmittel.
 B) Es besteht eine zunehmende Einschränkung der normalen Tätigkeiten, bis die Furcht oder das Vermeidungsverhalten das Leben der Betroffenen völlig beherrscht.

III. Generalisiertes Angstsyndrom
 A) Generalisierte, anhaltende Ängstlichkeit, die sich in Symptomen aus mindestens drei der folgenden vier Kategorien ausdrückt:
  1. Motorische Spannung: Beben, Aufgeregtheit, Sprunghaftigkeit, Zittern, Anspannung, Muskelschmerzen, Ermüdbarkeit, Unfähigkeit sich zu entspannen, Lidzucken, gerunzelte Brauen, angespannter Gesichtsausdruck, Zappeln, Unruhe, Schreckhaftigkeit.
  2. Vegetative Hyperaktivität: Schwitzen, Herzklopfen oder -rasen, kalte, feuchte Hände, Mundtrockenheit, Benommenheit, Parästhesien (Kribbeln in Händen und Füßen), empfindlicher Magen, Hitze- oder Kältewellen, häufige Miktion, Diarrhoe, Unbehagen in der Magengrube, Kloß im Hals, Erröten, Blässe, erhöhte Ruhepuls- und Atemfrequenz.
  3. Erwartungsangst: Ängstlichkeit, Sorge, Furcht, Rumination, Befürchtungen vor Unglück für sich selbst oder andere.
  4. Überwachheit und ständiges Überprüfen der Umgebung: übermäßige Aufmerksamkeit, die zur Ablenkbarkeit führt, Konzentrationsschwierigkeiten, Schlaflosigkeit, das Gefühl, „ständig auf dem Sprung zu sein", Reizbarkeit, Ungeduld.

IV. Major Depression
 A) Dysphorische Verstimmung oder Verlust von Interesse und Freude an allen oder fast allen Aktivitäten.
 B) Mindestens vier der folgenden Symptome müssen nahezu jeden Tag wenigstens 2 Wochen lang bestanden haben (bei Kindern unter 6 Jahren mindestens drei der ersten vier Symptome):
  1. schlechter Appetit oder erhebliche Gewichtsabnahme (ohne Diät) oder Appetitsteigerung oder erhebliche Gewichtszunahme (bei Kindern unter 6 Jahren ist das Ausbleiben der zu erwartenden Gewichtszunahme zu beachten);
  2. Schlaflosigkeit oder vermehrter Schlaf;
  3. psychomotorische Erregung oder Hemmung (aber nicht nur subjektive Gefühle der Ruhelosigkeit oder Verlangsamung; bei Kindern unter 6 Jahren Hypoaktivität);
  4. Verlust von Interesse oder Freude an allen üblichen Aktivitäten oder Nachlassen des Geschlechtstriebes, das nicht auf eine Periode mit Wahnphänomenen oder Halluzinationen beschränkt ist (bei Kindern unter 6 Jahren Zeichen von Apathie);
  5. Energieverlust, Erschöpfung;
  6. Gefühl der Wertlosigkeit, Selbstvorwürfe oder übermäßige und ungerechtfertigte Schuldgefühle (können jeweils wahnhaft sein);
  7. Klagen über oder Hinweise für verminderte Denk- und Konzentrationsfähigkeit, so z.B. verlangsamtes Denken oder Entschlußlosigkeit ohne deutliche Assoziationslockerung oder Inkohärenz;
  8. Wiederkehrende Gedanken an den Tod, Suizidgedanken, Wünsche tot zu sein oder Suizidversuch.

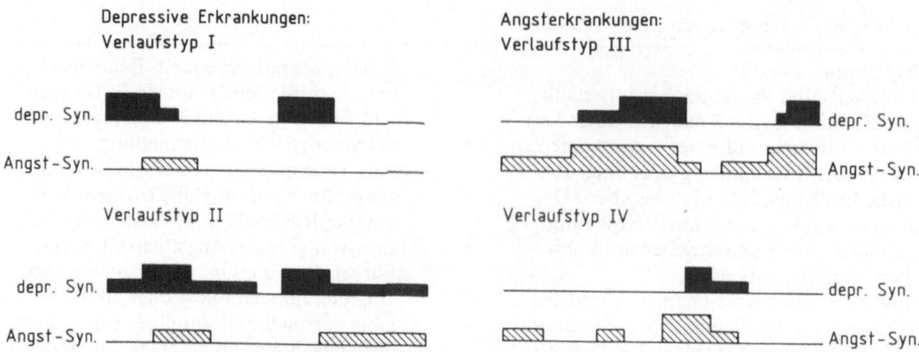



**Abb. 1.** Verlaufstypen depressiver Syndrome und Angstsyndrome

typ I) können sich auch Angstsyndrome entwickeln, die möglicherweise einige Wochen oder Monate länger anhalten als die depressiven Syndrome oder die gelegentlich auch den depressiven Syndromen für mehrere Wochen oder Monate vorausgehen können. Insgesamt ist dieser Verlaufstyp leicht zu erkennen.

Problematischer für eine Differenzierung zwischen depressiven und Angstsyndromen ist die Verlaufsform der chronifizierenden depressiven Erkrankung (meistens als depressive Neurose oder dysthyme Störung charakterisiert – Verlaufstyp II). Eine in der Regel geringergradig ausgeprägte depressive Symptomatik hat eine überdauernde Verlaufsform; es kann episodisch zu einer vermehrten Ausprägung der depressiven Symptomatik kommen, so daß die diagnostischen Kriterien für eine Major Depression erfüllt sind. Diese Verlaufsform depressiver Erkrankungen ist häufig von einer Angstsymptomatik (in der Regel generalisierte Ängstlichkeit, in geringerem Maße Panikattacken) begleitet. Die depressive Symptomatik tritt in dieser Verlaufsform jedoch in der Regel zuerst auf. Während der Verlaufstyp I ca. ⅔ der depressiven Erkrankungen kennzeichnet, kommt Verlaufstyp II seltener vor (Robins et al. 1984).

Die Verlaufsform der chronifizierenden Depression ist besonders schwierig von der idealtypischen Verlaufsform von Angsterkrankungen abzugrenzen. Angsterkrankungen verlaufen, wenn man die bisherigen klinischen Verlaufsuntersuchungen der Angsterkrankungen und Angstneurosen zugrunde legt, in mindestens zwei Drittel der Fälle chronifiziert (Coryell et al. 1983), wobei die überdauernde Symptomatik die Angstsymptomatik ist. Diese wird häufig von depressiver Symptomatik begleitet, die auch als Indikator für einen ungünstigen Verlauf bei Angsterkrankungen angesehen wird (Noyes et al. 1980). Diese idealtypische Verlaufsform der Angsterkrankung (Verlaufstyp III) ist meistens auch durch ein Vermeidungsverhalten (häufig in Form einer Agoraphobie) gekennzeichnet. Phobische Störungen, die im Verlauf von Angsterkrankungen auftreten, sind auch ein Prädiktor für einen ungünstigen weiteren Verlauf (Maier u. Buller 1987).

Die Differenzierung zwischen einer chronifizierenden Form depressiver Erkrankungen und der chronifizierenden Form der Angsterkrankung kann am ehesten aufgrund von drei Gesichtspunkten getroffen werden:

1. aufgrund der Qualität der überdauernden Symptomatik,
2. aufgrund der Qualität der Initialsymptomatik,
3. aufgrund ausgeprägter agoraphobischer Symptomatik (spricht für Angsterkrankung).

Die Differenzierung zwischen diesen beiden Formen (chronifizierende depressive Erkran-

**Tabelle 4.** Der Verlaufsaspekt

| Depressive Erkrankungen | Angsterkrankungen |
| --- | --- |
| Vorwiegend: episodischer Verlauf | Vorwiegend: überdauernde Angstsymptomatik |
| Primär: depressives Syndrom | Primär: Angstsyndrom |
| Gegebenenfalls: frühere manische oder wahnhaft-depressive Episode | |

**Tabelle 5.** Empfehlung für die Diagnostik von depressiven und Angstsyndromen

1. Syndromorientierte Querschnittsdiagnostik (z. B. orientiert an den Kriterien von DSM-III)

2. Gegebenenfalls: Mehrfachdiagnosen

3. Bei Mehrfachdiagnosen Rangordnung nach Schweregrad: Was ist die überwiegende Symptomatik?

4. Verlaufsbeurteilung ist daneben notwendig:
   a) Episodischer oder chronifizierender Verlauf?
   b) Was ist die überdauernde Symptomatik?

kung und chronifizierende Angsterkrankung) ist gleichwohl schwierig: Kendell (1974) stellte z. B. fest, daß bei 20% dieser Erkrankungen während des Verlaufs die Diagnose verändert wird.

Auch bei Angsterkrankungen ist ein episodischer Verlauf möglich, obwohl episodisch verlaufende Angsterkrankungen in den Verlaufsstudien zu Angstneurosen kaum erwähnt werden. Wir haben diese Verlaufsform (Verlaufstyp IV) von Angsterkrankungen in einer Stichprobe von Panikerkrankungen (prospektive Verlaufsuntersuchung) bei einem Drittel der untersuchten Patienten mit Paniksyndrom beobachtet (Maier u. Buller 1988). In der Regel handelt es sich um Paniksyndrome mit keinem oder nur einem geringen Maß an Vermeidungsverhalten; kurzfristige depressive Episoden, die manchmal die Kriterien der Major Depression erfüllen, können in dieser Verlaufsform vorkommen.

In der Verlaufsdiagnostik ist es insbesondere wichtig, chronifizierende Angsterkrankungen zu erkennen, da diese Patientengruppe mit einem erhöhten Abhängigkeitsrisiko von Benzodiazepinen belastet sind (Tabelle 4).

Es ist zu empfehlen, getrennt eine Querschnittsdiagnostik oder eine Verlaufsdiagnostik durchzuführen. Beide Gesichtspunkte unter einen Hut zu bringen und in eine Diagnose einmünden zu lassen ist in Anbetracht der großen Überlappungsbereiche und der Heterogenität der Verläufe von Angst- und depressiven Erkrankungen nicht in befriedigender Weise möglich. Die Empfehlung, die Querschnittsdiagnostik und die Verlaufsdiagnostik parallel durchzuführen, ist eine Anwendung der multiaxialen Diagnostik (Helmchen 1980), die sich zunehmend durchsetzt. Bei der Querschnittsbeurteilung sollte es möglich sein, Mehrfachdiagnosen zu stellen, um den Bedürfnissen der Therapie Rechnung zu tragen (Tabelle 5).

## Literatur

American Psychiatric Association (1980) Diagnostic and Statistical Manual of Mental Disorders. APA, Washington

American Psychiatric Association (1987) DSM-III in Revision (DSM-III-R). APA, Washington

*Angst J, Dobler-Mikola A* (1985) The Zürich Study. IV. A continuum from depression to anxiety disorders. Eur Arch Psychiatr Neurol 235: 179–186

*Breslau N, Davis GC* (1985) Refining DSM-III criteria in major depression. An assessment of descriptive validity of criterion symptoms. J Affect Disord 9: 199–206

*Buller R, Maier W, Benkert O* (1986) Clinical subtypes of panic disorder: Their descriptive and prospective validity. J Affect Disord 11: 105–114

*Coryell W, Noyes R, Clancy J* (1983) Panic disorders and primary unipolar depression. J Affect Disord 5: 311–317

*Gurney C, Roth M, Garside RF, Kerr TA, Schapira K* (1972) Studies in classification of affective disorders – II. Br J Psychiatry 121: 162–166

*Helmchen H* (1980) Multiaxial systems of classification. Types of axes. Acta Psychiatry 61: 43–55

*Kendell RE* (1974) The stability of psychiatric diagnosis. Br J Psychiatry 124: 353–356

*Maier W, Buller R* (1988) One-year-follow-up of panic disorder. Outcomes and predictors of course. Eur Arch Psychiat Neurol Sci (in press)

*Maier W, Phillip R, Benkert O* (1983) Die Bedeutung der körperbezogenen Angst für die Differenzierung zwischen Angst und Depression. In: Götze P (Hrsg) Leitsymptom Angst. Springer, Berlin Heidelberg New York

*Mountjoy CG, Roth M* (1984) Studies in the relationship between depressive disorders and anxiety states, Part 2, Clinical items. J Affect Disord 4: 149–161

*Noyes R, Clancy J, Hoenk PR, Slymen D* (1980) The prognosis of anxiety neurosis. Arch Gen Psychiatry 37: 173–178

*Robins L, Helzer J, Weissman MM, Orvaschel H, Gruenberg E, Burke JD, Regier DA* (1984) Lifetime prevalence of specific psychiatric disorders in three sites. Arch Gen Psychiatry 41: 949–958

*Stavrakaki C, Vargo B* (1986) The relationship of anxiety and depression: A review of the literature. Br J Psychiatry 149: 7–16

## Diskussion

**Beck:** Für mich stellt sich die Frage, wie man einen Patienten behandeln sollte, bei dem die Symptomatik keine eindeutige Zuordnung zu einer Angsterkrankung oder einer Depression zuläßt und bei dem somit eine Mehrfachdiagnose gestellt werden müßte. Hat dies grundsätzlich auch eine Mehrfachtherapie zur Folge?

**Maier:** Bei einem Patienten, der sowohl eine Angstsymptomatik als auch eine depressive Symptomatik in recht deutlicher Ausprägung aufweist, sollten Sie eine pharmakotherapeutische Therapie wählen, die sowohl der antidepressiven wie auch der anxiolytischen Behandlungsnotwendigkeit Rechnung trägt. Also z. B. ein Antidepressivum, das auch eine anxiolytische Komponente und nicht nur eine antidepressive Komponente hat wie z. B. Imipramin oder Doxepin. Oder Sie kombinieren zur Behandlung eines generalisierten Angstsyndroms mit einem Benzodiazepin. Neben dieser an der Querschnittsdiagnostik orientierten Feststellung sollte man jedoch auch auf den Krankheitsverlauf achten und bei solchen Patienten z. B. sehr genau feststellen, ob etwa die Angstsymptomatik die überdauernde Symptomatik ist, die schon über Jahre hinweg gedauert hat. Das würde heißen, daß der Patient ein relativ hohes Benzodiazepin-Abhängigkeitsrisiko hat, was bei der Therapie mit berücksichtigt werden sollte. Diesem Patienten würde ich zur Akuttherapie kein Benzodiazepin geben, ich würde mit einem trizyklischen Antidepressivum mit einer starken anxiolytischen Komponente wie z. B. Imipramin oder Doxepin arbeiten.

**Rüther:** Unterstellen wir einmal, daß tatsächlich solche therapeutischen Konsequenzen für den praktischen Arzt dabei herauskommen. Können wir dem praktischen Arzt wirklich empfehlen, in diesem sog. „Überlappungsbereich" Mehrfachdiagnosen zu stellen? Das würde ja für ihn bedeuten, daß hier tatsächlich zwei verschiedene Krankheiten vorliegen.

**Maier:** Es gibt keine allgemein akzeptierten praktikablen Kriterien, die eine nosologische Differenzierung in diesem Bereich erlauben. Wir müssen hier auf einem deskriptiven Niveau syndromale Diagnostik im Sinne von Mehrfachdiagnosen betreiben und zusätzlich auch den Verlaufsaspekt charakterisieren.

**Rüther:** Das heißt also für den praktischen Arzt, daß er sich die Symptome genau anschauen muß und sich nicht einfach nach dem richtet, was der Patient als erstes zu ihm sagt, wie z. B. ich bin depressiv, ich bin ängstlich.

**Pflug:** Sie haben darauf hingewiesen, daß die somatische Angst anders zu bewerten ist als die psychische Angst – bezogen auf die Unterscheidung zwischen depressivem Syndrom und Angstsyndrom. Nach welchen Kriterien werden psychische und somatische Angst differenziert?

**Maier:** Unter psychischer Angst verstehe ich psychische Ängstlichkeit. Somatische Angst soll dabei heißen, daß das Gefühl der Angst z.B. mit einer starken vegetativen Begleitsymptomatik verbunden ist. Dieser Gesichtspunkt sollte auch in der Therapie mit berücksichtigt werden. So würde ich hier ein Antidepressivum wählen, für das bekannt ist, daß es auch beim generalisierten Angstsyndrom eine gewisse Wirksamkeit hat. Wir wissen z.B. aus den Studien von Kahn und Rikkels, daß das Imipramin auch beim generalisierten Angstsyndrom wirksam ist; wir wissen auch, das Doxepin ist beim generalisierten Angstsyndrom nicht so wirksam wie das Imipramin.

**Wörz:** Ist es überhaupt möglich, nur aufgrund der Phänomenologie, aufgrund der Symptomatik im Querschnitt, eine treffende Diagnose zu stellen? Ist es zu verantworten, eine Therapie unter Ausklammerung von Psychodynamik und Anamnese durchzuführen? Können wir nur aufgrund der Syndrome bestimmte Medikamente differentialtherapeutisch einsetzen?

**Maier:** Ich habe ja versucht, neben der Querschnittssymptomatik noch eine andere Ebene einzufügen, nämlich die Verlaufsbeurteilung. Ich teile Ihre Meinung, daß man aufgrund der Querschnittssymptomatik allein keine therapieorientierte Diagnostik betreiben kann. Die Möglichkeit, beide Aspekte simultan zu berücksichtigen, ist erschwert, da es keine klaren Clusterbildungen gibt. Für die Differenzierung innerhalb der Angst- und Depressionssyndrome sind psychodynamische Aspekte für psychotherapeutische Interventionen wichtig. Ich habe mich in meinem Thema auf die Differenzierung beschränkt, soweit sie für eine medikamentöse Therapie von Depression und Angst notwendig ist.

**Hippius:** Ich halte es auf der Symptom- bzw. Syndromebene doch für zweckmäßig, den Versuch zu machen, Angst und Depression differenzierend auch in der Praxis zu erfassen. Wichtig ist darüber hinaus die möglichst genaue deskriptive Erfassung des Krankheitsverlaufs, weil von daher sich Differenzierungen auch für die Therapie ergeben.

**Merksätze für die Praxis zum Thema:**

DIFFERENTIALDIAGNOSTIK VON ÄNGSTLICHEN
UND DEPRESSIVEN SYNDROMEN

1. Patienten mit einer Depression leiden oft auch unter Angst; und – umgekehrt – bestehen bei Patienten mit Angst-Syndromen oft auch depressive Verstimmungen. Deswegen steht der niedergelassene Allgemeinarzt und Internist bei vielen dieser Patienten vor schwierigen differentialdiagnostischen Entscheidungen.

2. Als Möglichkeit für die Differentialdiagnostik von depressiven und ängstlichen Syndromen wird empfohlen, auf Symptome zu achten, die eine hohe Trennschärfe zwischen beiden Syndromen aufweisen.

3. Charakteristische Symptome für das depressive Syndrom sind depressive Verstimmung, Hemmung (Motorik, Denken), Suizidalität, ausgeprägte Schuldgefühle, Konzentrationsstörungen, ausgeprägter Appetitverlust, reduziertes sexuelles Interesse, mangelnde Reaktivität der Stimmung, Früherwachen und Morgentief.

4. Charakteristische Symptome für das Angstsyndrom sind Angstanfälle (Panikattacken), Agoraphobie und somatische Angst.

5. Patienten, die anhand dieser Querschnittsdiagnostik nicht eindeutig zuzuordnen sind, sowie Patienten mit chronischen Verlaufsformen sind zur Abklärung der Diagnose dem Facharzt zu überweisen, damit eine geeignete Therapie eingeleitet werden kann.

# Einschätzung des Suizidrisikos beim depressiven Patienten

*P. Götze*

Während die Suizidrate in den letzten beiden Jahrzehnten nahezu konstant geblieben ist, steigt die Rate für Suizidversuche eher an. Auf einen Suizid kommen heute etwa 10–15 Suizidversuche. Der Suizid ist in aller Regel als Abschluß einer krankhaften seelischen Entwicklung anzusehen (Ringel 1953).

Nicht nur für den psychiatrisch tätigen Arzt, sondern auch und ganz besonders für den niedergelassenen Arzt sind diagnostische und therapeutische Kenntnisse über Suizidalität unerläßlich. Denn über die Hälfte derjenigen, die einen Suizid oder einen Suizidversuch unternommen haben, hatten im Zeitraum 4–6 Wochen vor der Suizidhandlung einem niedergelassenen Arzt ihr suizidales Erleben offen oder in leicht verschlüsselter Form mitgeteilt (Henseler u. Marten 1980).

Für den Arzt stellen sich 3 miteinander verknüpfte Fragen:

1. Wie ist die Suizidalität zu erkennen und ätiologisch-diagnostisch einzuordnen?
2. Wie hoch ist das Suizidrisiko einzuschätzen?
3. Welches therapeutische Vorgehen ist indiziert?

Die Erkennung und die Einschätzung des individuellen Suizidrisikos sowie die daraus abzuleitenden therapeutischen Konsequenzen setzen die Kenntnis der

- *suizidalen Entwicklungsstadien*,
- des *präsuizidalen Syndroms* und
- der *Risikogruppen* voraus

und stützen sich im Einzelfall

- auf den *aktuellen psychischen Befund*, d.h. fast immer auf eine depressive Befindlichkeit als Leitsymptomatik,
- auf die Erkennung einer *zugrundeliegenden psychischen Störung* und
- auf die Kenntnis von in der (unmittelbaren) Vorgeschichte liegenden Lebensereignissen und Lebensproblemen, die als *unbewältigte Krisen* zu verstehen sind.

## Suizidale Entwicklung

Jeder Suizidhandlung geht eine suizidale Entwicklung im Erleben und Verhalten voraus.

Pöldinger (1968, 1980, 1982, 1985) spricht von 3 Stadien. Ich habe das 3. Stadium von Pöldinger stärker differenziert und dadurch eine Erweiterung auf 5 Stadien vorgenommen, auf die ich hier kurz eingehen möchte (Tabelle 1).

Im *1. Stadium* kann eine durch äußere und innere Faktoren hervorgerufene Lebenskrise nicht bewältigt werden. Der Suizid wird als Mittel zur Lösung von Problemen (Krisen-

**Tabelle 1.** Suizidale Entwicklung (modifiziert nach Pöldinger 1968)

*Stadium 1:* Der Suizid wird als Mittel zur Lösung von Lebensproblemen erwogen (Krisenbewältigung)

*Stadium 2:* Ambivalenz zwischen lebenserhaltenden und lebensvernichtenden Kräften

*Stadium 3:* Entschluß zum Suizid

*Stadium 4:* „Präsuizidale Pause"

*Stadium 5:* Durchführung des Suizids

bewältigung) erwogen. Dieses Stadium der *latenten* Suizidalität wird von der Umwelt meist nicht ausreichend wahrgenommen.

Im *2. Stadium* herrscht eine ausgeprägte Ambivalenz von lebenserhaltenden und lebensvernichtenden Kräften vor, was sich auch der Umwelt direkt oder indirekt mitteilt. Es kommt zu Suizidsignalen, zu Suizidandrohungen und zu parasuizidalen Gesten (Feuerlein 1974), die als Appell an die Umwelt, als „cry for help" (Farberow u. Shneidman 1961) zu verstehen sind. In fast 80% der Fälle konnten post-suizidal derartige Signale im Vorfeld eines Suizids nachgewiesen werden (Ringel 1953). In diesem Stadium sprechen wir immer von *akuter* Suizidalität.

Das *3. Stadium* ist gekennzeichnet durch den Entschluß zum Suizid. Der innere Kampf zwischen lebenserhaltenden und lebensvernichtenden Kräften ist beendet und weicht der „Ruhe vor dem Sturm".

Das *4. Stadium* der suizidalen Entwicklung bezeichne ich als „präsuizidale Pause": Die getroffene Entscheidung ermöglicht vorübergehend klares Denken, Empfinden und Handeln. Nicht selten hat es den Anschein, als wenn es in den Beziehungen zu intensiveren Kontakten kommt, manchmal geradezu mit Euphorie und zukunftsorientierten Äußerungen verbunden, die von der Umwelt fehlgedeutet werden und auch fehlverstanden werden sollen. Denn die Umwelt könnte ja die getroffene Entscheidung zum Suizid wieder in Frage stellen oder die Durchführung verhindern. In diesem Sinne hat die präsuizidale Pause auch die Bedeutung eines überwiegend unbewußten Ablenkungsmanövers, das sich sowohl auf die Umwelt als auch auf den Suizidalen selbst bezieht. Die präsuizidale Pause schafft so erst die Voraussetzung für ein zielstrebiges suizidales Handeln. Es liegt an diesem Stadium, daß manchmal rückblickend der Eindruck eines kühl bilanzierten Suizids entsteht.

Im *5. Stadium* wendet sich der zum Suizid Entschlossene der praktischen Durchführung zu.

Schon im „idealtypisch" dargestellten, aber noch stärker im ganz individuellen Verlauf der suizidalen Entwicklung spielt der Zeitfaktor eine entscheidende Rolle. Die Erkennung und die Beurteilung einer Suizidgefahr können daher bei einer nur einmaligen Untersuchung sehr erschwert sein. Schon früh war man daher bemüht, die Suizidgefahr mittels verschiedener *testpsychologischer Methoden* und *Risikolisten* zu objektivieren (TAT: Thematischer Apperzeptionstest; Scenotest; Rorschach-Test; FPT: Farbpyramidentest; Rosenzweig-Picture-Frustrationstest; MMPI; Gießen-Test; FAF: Freiburger Aggressionsfragebogen; Risikolisten nach Pöldinger 1968, Kielholz 1971 u. a.).

Pöldinger u. Sonneck (1980; Pöldinger 1982, 1985) haben die Literatur zu diesem Thema kritisch gesichtet. Die Autoren kommen unter Berücksichtigung auch eigener Erfahrungen zu dem Schluß, daß zwar alle bisherigen Versuche – auch die von Pöldinger selbst oder mitaufgestellten Risikolisten (Pöldinger 1968; Kielholz 1971) – Hilfe und Unterstützung in der klinischen Beurteilung der Suizidalität gebracht haben; als alleinige Verfahren hätten sie sich jedoch in der Praxis nicht bewährt. Die Untersuchungen seien meist zu umständlich und zeitraubend, die Ergebnisse eher unspezifisch oder zu instabil.

## Das präsuizidale Syndrom

Das präsuizidale Syndrom mit der Symptomtrias: *Einengung, Aggressionsumkehr* und *Selbstmordphantasien,* von Ringel 1953 aufgestellt und 1969 überarbeitet, stellt m. E. wohl immer noch den besten Indikator für ein bestehendes Suizidrisiko dar (Tabelle 2).

Unter *Einengung* versteht Ringel den Versuch, Kränkungen, Enttäuschungen und Mißerfolge, die meist von nahestehenden Personen ausgehen, durch die bevorzugten Abwehrmechanismen Vermeidung und Regression zu begegnen, d. h. der Suizidale tritt den inneren und äußeren Rückzug an. Die

**Tabelle 2.** Das präsuizidale Syndrom (nach Ringel 1953, 1969)

1. Zunehmende Einengung
   - Situative Einengung
   - Dynamische Einengung (starrer Ablauf der Apperzeption und der Assoziationen, fixierte Verhaltensmuster, Einengung der Affekte und der Abwehrmechanismen)
   - Einengung der zwischenmenschlichen Beziehungen
   - Einengung der Wertwelt
2. Gehemmte und gegen die eigene Person gerichtete Aggressionen
3. Selbstmordphantasien

Apperzeptionen und Assoziationen laufen starr und rigide ab, die Verhaltensmuster sind wenig flexibel, die affektiven Reaktionen erscheinen kaum modulations- und anpassungsfähig. Die bestehenden zwischenmenschlichen Beziehungen erscheinen infolgedessen erheblich gestört bis hin zur vollständigen Isolierung. Es besteht eine Flucht in einengende regressive Erlebnis- und Verhaltensweisen. Das Selbstwertgefühl ist stark geschwächt.

Dem Wunsch, Kränkungen, Enttäuschungen und Mißerfolgen mit den aufkommenden nach außen gerichteten aggressiven Impulsen zu begegnen, steht das strenge rigide Über-Ich entgegen, welches Schuldgefühle weckt und zur unbewußten *Aggressionsumkehr* führt.

Die unerträgliche Spannung läßt immer häufiger passiv sich aufdrängende *Suizidphantasien* im Sinne einer Befreiung vom unerträglichen seelischen Druck aufkommen.

Auf den Zusammenhang mit der psychodynamischen Theorie Henselers (1974, 1980), Suizidalität als narzißtische Krise zu verstehen, kann ich hier nur hinweisen.

Ringels teils psychopathologisch-deskriptiv, teils psychodynamisch orientiertes präsuizidales Syndrom ist am ehesten im 2. Stadium der suizidalen Entwicklung nach Pöldinger zu diagnostizieren. Es weist immer auf eine bestehende Suizidgefahr hin und verpflichtet zu entsprechenden Gegenmaßnahmen. Es

ermöglicht ein besseres Verständnis der Suizidalität und intendiert schon von daher individuell ausgerichtete therapeutische Schritte.

## Risikogruppen

Pöldinger u. Sonneck (1980) haben nach Durchsicht der Literatur eine Rangfolge von Risikogruppen aufgestellt, die eine gute Übersicht vermittelt:

Es betrifft
- Depressive aller Art,
- Alkoholiker, Medikamenten- und Drogenabhängige,
- Alte und Vereinsamte,
- Personen, die einen Suizid ankündigen und
- Personen, die in der Vorgeschichte einen Suizidversuch aufweisen.

Diese Aufstellung läßt die Annahme zu, daß bei allen Gruppen eine depressive Befindlichkeit als Leitsymptomatik vorliegt. Entscheidend ist deren Ausprägung und Intensität. Die diagnostische Zuordnung zu einer psychogenen, d. h. zu einer neurotischen oder reaktiven oder zu einer endogenen oder körperlich begründbaren Depression ist sekundär.

Die beiden letzten Gruppen bekommen auch dadurch Gewicht, daß 20% derjenigen, die einen Suizidversuch unternommen haben, diesen ein- oder mehrmals wiederholen und 10% letztlich durch Suizid sterben. 40% der Suizide weisen in der Vorgeschichte einen oder mehrere Suizidversuche auf. Immer aber ist das 1. Jahr nach einem Suizidversuch auch die kritischste Zeit.

## Zusammenfassung

Es gibt bis heute kein Verfahren, welches das Suizidrisiko eines Menschen objektiv erfassen kann. Aber die Kenntnis der suizidalen

**Tabelle 3.** Fragenkatalog zur Abschätzung der Suizidalität (nach Pöldinger 1982)

Je mehr Fragen im Sinne einer angegebenen Antwort beantwortet werden, um so höher muß das Suizidrisiko eingeschätzt werden.

| | |
|---|---|
| 1. Haben Sie in letzter Zeit daran denken müssen, sich das Leben zu nehmen? | ja |
| 2. Häufig? | ja |
| 3. Haben Sie auch daran denken müssen, ohne es zu wollen? Haben sich Selbstmordgedanken aufgedrängt? | ja |
| 4. Haben Sie konkrete Ideen, wie Sie es machen würden? | ja |
| 5. Haben Sie Vorbereitungen getroffen? | ja |
| 6. Haben Sie schon zu jemandem über Ihre Selbstmordabsichten gesprochen? | ja |
| 7. Haben Sie einmal einen Selbstmordversuch unternommen? | ja |
| 8. Hat sich in Ihrer Familie oder in Ihrem Freundes- und Bekanntenkreis schon jemand das Leben genommen? | ja |
| 9. Halten Sie Ihre Situation für aussichts- und hoffnungslos? | ja |
| 10. Fällt es Ihnen schwer, an etwas anderes als an Ihre Probleme zu denken? | ja |
| 11. Haben Sie in letzter Zeit weniger Kontakte zu Ihren Verwandten, Bekannten und Freunden? | ja |
| 12. Haben Sie noch Interesse daran, was in Ihrem Beruf und in Ihrer Umgebung vorgeht? Interessieren Sie noch Ihre Hobbys? | nein |
| 13. Haben Sie jemanden, mit dem Sie offen und vertraulich über Ihre Probleme sprechen können? | nein |
| 14. Wohnen Sie zusammen mit Familienangehörigen oder Bekannten? | nein |
| 15. Fühlen Sie sich unter starken familiären oder beruflichen Verpflichtungen stehend? | nein |
| 16. Fühlen Sie sich in einer religiösen bzw. weltanschaulichen Gemeinschaft verwurzelt? | nein |

Anzahl entsprechend beantworteter Fragen

Endzahl = max. 16

Entwicklung, des präsuizidalen Syndroms und der Risikogruppen im Zusammenhang mit der diagnostischen Erfassung einer depressiven Befindlichkeit und unbewältigter Lebenskrisen sollten immer auch den niedergelassenen Arzt veranlassen, ohne Scheu bei aufkommendem Verdacht direkt Fragen zur Suizidalität zu stellen, wie sie Pöldinger in einem Fragenkatalog zum praktischen Gebrauch quasi als Leitfaden zur Abschätzung der Suizidalität vorgeschlagen hat (Tabelle 3).

## Anmerkungen für den niedergelassenen Arzt zum therapeutischen Umgang mit Suizidgefährdeten

### 1. Gesprächsführung

- Wenn irgend möglich sollte das Gespräch ungestört und ohne Zeitdruck erfolgen,
- es geht mehr um „Zuhören" als um „Zureden",
- mehr um „Annehmen" als um „Werten".

Das Gespräch hat für den Patienten meist die Bedeutung einer (noch einmal versuchten) *Beziehung,* weniger die einer Beratung. In diesem Zusammenhang muß der Arzt seine sog. Gegenübertragungsgefühle kontrollieren. Denn Angst, Hoffnungslosigkeit, Aggressionen und vor allem das Gefühl der psychischen Einengung wie auch die sog. unernsten suizidalen Äußerungen und Handlungen können bewirken, daß der Arzt – aus dem unbewußten Wunsch heraus, sich selbst vor seinen eigenen Gefühlen schützen zu müssen – den Patienten „wegstößt" und so dessen Suizidalität nur noch vertieft.

## 2. Therapeutische Schritte

### a) Latente Suizidalität
Bei Vorliegen einer latenten Suizidalität sollte der Arzt zu allererst versuchen, den Patienten aus seiner situativen und dynamischen Einengung herauszubekommen. Reicht das Gespräch nicht aus, dann sollte unter Berücksichtigung der Ausprägung und Intensität der depressiven Befindlichkeit, der psychischen Grunderkrankung und der möglichen Zugehörigkeit zu einer der Risikogruppen zugleich auch eine *medikamentöse Behandlung* zumindest bis zum Abklingen der latenten Suizidalität erfolgen. Initial stärker antriebssteigernde Antidepressiva sollten dabei vermieden werden, da sonst die Gefahr besteht, daß sich das Suizidrisiko erhöht. Neben einer primären Monotherapie mit vor allem initial sedierenden Antidepressiva wie z. B. Amitriptylin oder Doxepin scheint bei einer stärker ausgeprägten Angstsymptomatik auch die zusätzliche Gabe von Benzodiazepinen wie z. B. Bromazepam oder Lorazepam oder bei erregten Patienten auch die zusätzliche Gabe von dämpfenden Neuroleptika wie z. B. Levomepromazin, Promethazin oder Chlorprothixen zu Beginn der Behandlung sinnvoll. Bei wahnhaften suizidalen Patienten sind höherpotente Neuroleptika wie Benperidol oder Haloperidol erforderlich. Sollte darüber hinaus eine Schlafmedikation notwendig werden, so können hier generell sedierende niederpotente Neuroleptika wie z. B. Clorprothixen gegeben werden.
Immer aber sollten die Patienten bis zum Abklingen der latenten Suizidalität sehr eng-

maschig betreut werden. Bleibt die latente Suizidalität länger bestehen oder verdeutlicht sich die Notwendigkeit oder der Wunsch des Patienten, seine Konflikte eingehend zu bearbeiten, dann sollte die Überweisung an einen psychiatrischen Kollegen oder Psychotherapeuten erfolgen.

### b) Akute Suizidalität
Bei über das Gespräch hinaus anhaltender akuter Suizidalität sollte noch in der Praxis ein sedierendes Neuroleptikum gegeben werden und die Überweisung möglichst in eine psychiatrische Ambulanz oder Klinik in Begleitung einer Vertrauensperson veranlaßt werden.

## Literatur


*Farberow N, Shneidman E* (1961) The cry for help. McGraw-Hill, New York

*Feuerlein W* (1974) Tendenzen von Suizidhandlungen. Wege zum Menschen 5/6: 188–195

*Henseler H* (1974) Narzißtische Krisen. Zur Psychodynamik des Selbstmords. Rowohlt, Reinbek

*Henseler H* (1980) Die Psychodynamik des suizidalen Erlebens und Verhaltens. Nervenarzt 51: 139–146

*Henseler H, Marten R* (1980) Die Psychotherapie der Suizidalität in der Praxis. Neurol Psychiat 6: 352–354

*Kielholz P* (1971) Diagnose und Therapie der Depressionen für den Praktiker. Lehmanns, München

*Pöldinger W* (1968) Die Abschätzung der Suizidalität. Huber, Bern

*Pöldinger W* (1982) Erkennung und Beurteilung der Suizidalität. In: Reimer C (Hrsg) Suizid. Ergebnisse und Therapie. Springer, Berlin Heidelberg New York

*Pöldinger W* (1985) Beurteilung des Suizidrisikos. MMW 127: 833–837

*Pöldinger W, Sonneck G* (1980) Die Abschätzung der Suizidalität. Nervenarzt 51: 147–151

*Ringel E* (1953) Der Selbstmord. Abschluß einer krankhaften psychischen Entwicklung. Maudrich, Wien

*Ringel E* (1969) Neue Gesichtspunkte zum präsuizidalen Syndrom. In: Ringel E (Hrsg) Selbstmordverhütung. Huber, Bern

## Diskussion

**Rüther:** An sich ein absoluter Konsensus. Ein großes Problem sehe ich allerdings in der Entscheidungsfindung für den niedergelassenen Arzt, ob bei einem Patienten eine *akute* Suizidalität vorliegt und ob er ihn an einen Psychiater überweisen muß oder nicht. An welchen Kriterien soll sich der Arzt in der Beurteilung einer akuten Suizidalität orientieren?

**Götze:** Da berühren Sie tatsächlich einen sehr schwierigen Punkt. Ich glaubte eigentlich, annähernd deutlich gemacht zu haben, was akut in diesem Sinne bedeutet, nämlich ab dem 2. Stadium – dem Stadium der Ambivalenz (s. Tabelle 1, S. 9) – in der suizidalen Entwicklung nach Pöldinger. Meist begegnen wir dem 2. Stadium und damit auch der akuten Suizidalität, wo der Patient sich nicht auf sich selbst zurückzieht, sondern wo er meist auch für die Umgebung erkennbar sich ambivalent verhält, einen Suizid zu begehen, um seine Probleme oder Beschwerden, weil sie unerträglich geworden sind, zu beherrschen; oder er kann bereits einen Entschluß gefaßt haben – dann wird er jedoch meist nicht den Arzt aufsuchen. Er wird ja nur dann den Arzt aufsuchen, wenn er noch im Zweifel ist, einen Suizid zu begehen oder nicht. In dieser Situation wird er eindeutige Hinweise geben, und hier kommen die Fragen von Pöldinger, die er zuletzt entworfen hatte, sehr zum Tragen (s. Tabelle 3, S. 12). Man sollte sich dann nicht scheuen, bei einem Verdacht direkt zu fragen: Haben Sie Pläne, nicht mehr leben zu wollen? Haben Sie schon einmal daran gedacht, wie Sie so etwas durchführen? Ich denke allerdings, daß das Gespräch beim niedergelassenen Arzt nicht so abläuft, nämlich daß der Arzt die Fragen nach der Suizidalität gleich am Anfang stellt. Ich würde den Fragenkatalog von Herrn Pöldinger von der Anordnung der Fragen her umstellen und mit den Fragen 9 bis 16 beginnen, bevor ich gezielt die Suizi-

dalität anspreche. Ich würde somit erst einmal in Erfahrung bringen, ob es ein Patient ist, der suizidgefährdet sein könnte. Wenn das der Fall ist, dann sollten *direkte* Fragen zur Suizidalität erfolgen (Fragen 1–8), wie z. B.: Haben Sie daran gedacht, nicht mehr leben zu wollen, weil alles zu schlimm für Sie in der derzeitigen Situation ist? Dies ist z. B. für mich eine sehr konkrete Frage, die man jedem Patienten stellen kann, der Suizidalität vermittelt.

**Rüther:** Und wenn der Patient ja sagt, ist er dann akut suizidal?

**Götze:** Dann würde ich weiterfragen, ob er bereits daran gedacht hat oder ob er mit anderen schon darüber gesprochen hat, wie er es durchführen könnte, oder ob er konkrete Pläne hat.

**Rüther:** Wenn Sie das einem praktischen Arzt empfehlen, wird er Ihnen entgegnen: Das sagt mein Patient nicht.

**Bönisch:** Wenn wir hier von dem Begriff der Suizidalität ausgehen, sollten wir beachten, daß dies eigentlich ein defensiver Begriff ist, denn man ist bereits dabei, zu sehen: Was führt der Patient im Schild, was kann ich verhindern? Meines Erachtens sollten wir dem mehr Beachtung schenken, was Herr Götze zum Vorfeld der suizidalen Entwicklung gesagt hat und was ebenfalls zur Beantwortung der Frage beiträgt: Liegt eine *akute* Suizidalität vor oder nicht? Die Vorgehensweise in Richtung „Liegt eine seelische Notsituation vor und woraus besteht die eigentlich bzw. wie ist sie zu erkennen" läßt zunächst einmal das Suizidale am Rande und ist gerichtet auf die Frage: Welche Bewältigungsmöglichkeiten hat der Patient? Nur wenn miteinbezogen wird, wieviel Bewältigungsspielraum noch vorhanden ist und wie man den Patienten dabei unterstützen kann, kann die Frage nach „akut", oder „subakut" unter einem vielleicht handlungsorientierteren Sinne beantwortet werden.

**Pflug:** Meiner Meinung nach kann auch bei einer akuten Suizidalität das Gespräch ergeben, daß dieser Patient *nicht* zum Psychiater oder in die Klinik muß. Es kann durchaus sein, daß ich im Gespräch das Gefühl einer Konsensusfähigkeit habe und ich mich darauf verlassen kann, daß er wiederkommt. Oder ich merke, daß er entlastet ist, nachdem er einmal über seine Situation gesprochen hat. Diesen Patienten brauche ich nicht weiterzuschicken. Ich kann ihn nach Hause gehen lassen und verordne ihm ggf. ein Medikament wie z.B. Doxepin, Dibenzepin, Amitriptylin oder Mianserin. Bei anderen Patienten – und hier spielt der Beziehungsaspekt eine große Rolle – zeigt sich im Gespräch keine große Veränderung, sie wirken weiter gequält, eine solche Konsensusfähigkeit liegt nicht vor. Eine Entlastung oder ein durch Ausdrücken des Gefühls und durch Beschreibung seiner Schwierigkeit ausgelöste kathartische Reaktion wird nicht erreicht, sondern das Gespräch dreht sich im Kreise, wie wir das ja häufig erleben. In dieser Situation würde ich dem praktischen Arzt oder Internisten empfehlen, den Patienten zu einem Psychiater oder in die Klinik zu schikken.

**Götze:** Dies wollte ich in meinen Ausführungen auch zum Ausdruck bringen, daß beim niedergelassenen Arzt zuerst einmal ein Gespräch stattfindet und nicht gleich der Versuch einer Diagnosefindung gemacht werden soll. In diesem Gespräch sollte sich eine tragfähige Arzt-Patient-Beziehung aufbauen, und es trifft auch genau meine Meinung, daß innerhalb dieses Gespräches abzuschätzen ist, ob sich etwas bewegt, ob sich die Einengung des Betreffenden etwas gelockert hat. Deswegen lege ich auch mehr Gewicht auf das präsuizidale Syndrom, vor allem auf das Symptom der dynamischen Einengung. Denn es ist eigentlich die primäre Aufgabe, den Patienten aus dieser Einengung herauszubekommen. Die Aggressionsumkehr und die Suizidphantasien sind nur hintergründig wichtig; aber das Symptom der Einengung

muß sich innerhalb des Gespräches verändern. Wenn das nicht geschieht, dann glaube ich, muß man unter Einbeziehung auch einer möglicherweise bestehenden seelischen Grunderkrankung bei der Diagnose „akute Suizidalität" bleiben. Ich denke, der niedergelassene Arzt wäre hier in seiner Verantwortlichkeit für einen akut suizidalen Patienten überfordert, wenn er keine Überweisung vornehmen würde.

**Kissling:** Stimmt der Eindruck oder gibt es Daten darüber, daß bei schizophrenen Patienten ein Suizid weniger gut vorhersehbar ist?

**Götze:** Wir haben in Hamburg selbst Untersuchungen zu der Frage durchgeführt, ob das, was bisher über die präsuizidale Phase bekannt ist, für alle Krankheitsgruppen gilt [Götze, P., Orlowski-Stüdemann, E: Zur Psychodynamik der Suizidalität schizophrener Patienten (Manuskript in Vorbereitung); Götze, P., Hamann, F., Winckler, A., Eckert, J.: Die Suizidalität schizophrener, neurotischer und manisch-depressiver Patienten. Eine Vergleichsuntersuchung unter psychosozialen, psychodynamischen und interaktionellen Aspekten (Manuskript in Vorbereitung)]. Und in der Tat kann man das zunächst einmal postulieren, nur das Erscheinungsbild und auch die zeitliche Abfolge sind ganz unterschiedlich. Auch bei Schizophrenen kann man das präsuizidale Syndrom, die suizidale Entwicklung nachvollziehen. Nur – das Erscheinungsbild ist ganz anders als man es z.B. bei neurotisch Gestörten oder allgemein von depressiv Gestörten her kennt. Daß z.B. unter der sog. Produktivsymptomatik abrupt suizidale Handlungen entstehen können, ist eigentlich eher selten. Es handelt sich hier im wesentlichen auch um eine narzißtische Krise insbesondere bei jüngeren Schizophrenen, wie z.B. bei Studenten. Hier ist die Suizidrate – wie es Lungershausen (Selbstmord und Selbstmordversuch von Studenten, Hüthig, Heidelberg 1968) nachgewiesen hat – außerordentlich hoch. Der Suizid erfolgt hier allerdings nicht in der akuten Phase der Schizophrenie mit einer Produktivsymptomatik, sondern in der Phase, in der sich die schizophrenen Studenten mit der Bewältigung ihrer Erkrankung beschäftigen. Sie haben natürlich eine hohe Anspruchshaltung, sind sehr leicht kränkbar in ihrem Leistungsempfinden und können es doch nicht korrigieren. Da sie täglich die Kontrolle über ihre Konzentrationsfähigkeit haben, nennen diese Patienten ein Symptom immer als erstes: „Ich kann mich nicht mehr konzentrieren." Für diese Gruppe ist es außerordentlich wichtig zu wissen, daß sie sich eben meist nicht in der floriden Phase der Schizophrenie mit paranoider Symptomatik suizidieren, sondern in der Bewältigungsphase, wo sie ihre Krankheit reflektieren.

**Kissling:** Was halten Sie von der alten Psychiatergewohnheit, sich vom Patienten in die Hand versprechen zu lassen und ein Bündnis mit dem Patienten zu schließen, für einen begrenzten Zeitraum keinen Suizidversuch zu unternehmen, und außer der Frage „Haben Sie konkrete Suizidpläne, haben Sie schon etwas vor?" bei der Verneinung auch die Gegenfrage zu stellen und sich begründen zu lassen, warum nicht bzw. danach zu fragen: „Was hindert Sie daran, gibt es religiöse Bindungen oder liegt es an der Familie?" etc.?

**Götze:** Ihre zweite Frage würde ich mit „Ja" beantworten, wobei es natürlich sehr von der Beziehung abhängt, ob man den Betreffenden in diesem Punkt wirklich ansprechen kann. Es ist ja wichtig zu wissen, in welches Krankheitsbild die Suizidalität oder der Verdacht der Suizidalität einzuordnen ist. Wenn mir jemand mitteilt, daß er doch noch Lebensbereiche hat, wo spürbar ist, daß er an seinem Leben hängt, daß er hier zukunftsorientiert denkt und empfindet, dann ist das, nicht nur für die Abschätzung der Suizidalität, sondern auch generell für die Behand-

lung einer Depression außerordentlich wichtig. Bei diesen Patienten ist ganz sicher eine hohe Compliance anzunehmen.

Das „In-die-Hand-versprechen" ist ja abgeleitet von der alten Erfahrung, daß man in der Behandlung von gefährdeten Suizidalen Zeit gewinnen möchte. Es ist ja nicht möglich, in einem einmaligen Gespräch, vielleicht auch im wiederholten Gespräch, sehr schnell etwas zu verändern. Man kann viele Dinge ansprechen, man kann auch medikamentös behandeln, aber wirklich eine Lebenssituation, eine Krise an sich zu verändern, ist für den Arzt sehr schwierig. Und da ist der Zeitfaktor außerordentlich wichtig. Wenn man das Gefühl hat, mit einem Patienten einen solchen Vertrag abschließen zu können, sollte man es tun. Ich persönlich versuche, ihm mehr konkret etwas sagen zu können, was ihn aus dieser Einengung herausführt. Dieses „In-die-Hand-versprechen" ist für mich mehr in dem Zusammenhang zu sehen, daß ich dem Patienten sage: „Ich würde Sie gerne morgen wiedersehen; wenn Sie vorher merken: Sie kommen nicht zurecht, dann rufen Sie mich bitte an." Ich versuche lieber eine konkrete Vereinbarung zu treffen, weil es zu viele Fälle in letzter Zeit auch bei uns gegeben hat, wo sich Patienten trotz der Versprechen suizidiert haben. Insbesondere chronisch suizidale Patienten oder solche mit einem wiederholten Suizidversuch kennen diesen Spruch schon; und es ist ja immer so, wenn eine derartige Vorgehensweise bekannter ist, dann verliert sie ihre Wirkung. Außerdem bin ich mir auch nicht sicher, ob dieses „In-die-Hand-versprechen" nur für den Patienten gilt oder ob es nicht auch für den Arzt als eine Art Absicherung dient, damit er zunächst einmal selbst beruhigt ist. Also um konkreter zu werden: Ich halte die Behandlung von Suizidalen für besser.

**Hippius:** Ich glaube, das eine schließt das andere nicht aus. Ich finde, der wichtigste Punkt, den Sie angesprochen haben, ist, daß in die Zukunft - möglichst oft von einem

Tag zum anderen – das nächste Zusammentreffen, der nächste Kontakt mit dem Patienten vereinbart wird. Das kann so ablaufen, daß ich mich von einem Patienten bis zum nächsten Termin verabschiede, ihm die Hand gebe und ihn nur anschaue; aber es kann auch sein, daß ich es unverändert so mache, daß er mir dieses Versprechen gibt. Es darf allerdings nicht sein, daß dieses Versprechen dazu degeneriert, bis morgen Ruhe zu haben, sondern umgekehrt, daß ich das nur als ein Element sehe, den nächsten Tag zu erreichen bzw. Zeit zu gewinnen. Ich glaube, in den anderen Punkten liegt ein Konsensus vor: Das ist Ihr Vorschlag, die Fragen nach der Pöldingerschen Liste nicht in der Reihenfolge abzufragen, sondern sie einfach nur als die Elemente mitanzusehen, die in einem Gespräch berücksichtigt werden müssen. Oft schicke ich allerdings noch eine Frage den Pöldingerschen Fragen voraus, nämlich die Frage: „Wie sieht eigentlich Ihre Zukunft aus? Was denken Sie, wie das mit Ihrer Krankheit, mit Ihren persönlichen Beziehungen, mit Ihrem Beruf weitergeht?" Daß man also nicht nur möglichst detailliert in die Vergangenheit fragt, sondern eigentlich bei jedem psychiatrischen Patienten auch diese Frage „Wie geht es weiter?" stellt. Wenn hier Unsicherheiten oder Ablehnung bzw. überhaupt keine Zukunftsperspektiven vorliegen oder der Patient äußert: „Ich weiß überhaupt nicht, wie es weitergehen soll", dann sehe ich eine Veranlassung, sich bis hin zu den ersten sechs Fragen nach Pöldinger, welche eine vorliegende Suizidalität direkt ansprechen, vorzutasten. Die Überweisung sollte nicht in dem Sinne vom niedergelassenen Allgemeinarzt verstanden werden, daß er jetzt die Verantwortung los ist, sondern die Überweisung stellt einen sehr komplizierten Prozeß dar, wo u. U. nur ein Telefonat mit einem Nervenarzt geführt wird. Der Patient darf nicht den Eindruck bekommen, nachdem er über diese ihn ja sehr berührenden Empfindungen womöglich zum erstenmal gesprochen hat, durch die Überweisung abgeschoben zu werden.

**Kissling:** Ich weiß nicht, ob Sie erwähnt haben, daß es sich als sehr nützlich erwiesen hat, nach einem erfolgten Suizidversuch eine Nachbetreuung zu organisieren und daß noch in Gegenwart des praktischen Arztes ein Termin bei einer Nachbetreuungsstelle ausgemacht wird. Das scheint für die Compliance sehr wichtig zu sein.

**Götze:** Ich denke, die meisten, die einen Suizidversuch unternommen haben, werden in der Klinik betreut, so daß der niedergelassene Arzt damit nicht so unmittelbar konfrontiert wird. Die Organisation der Nachbetreuung ist also mehr eine Aufgabe der Klinik oder der˙Beratungsstelle und weniger eine Aufgabe des niedergelassenen Arztes. Deswegen habe ich auf diesen Punkt nicht abgehoben, sondern mehr die Situation beleuchtet, in der sich für den niedergelassenen Arzt die Frage stellt: Ist der Patient akut suizidgefährdet? Das, was Herr Kissling angeschnitten hat, verdeutlicht aber auch, wie wichtig die Beziehung zwischen dem Suizidalen und dem Arzt ist, so daß der Arzt sich sehr überlegen sollte, ob er überweist. Ich kann mir durchaus vorstellen, daß mancher niedergelassene Arzt auch bei der akuten Suizidalität sich sehr angesprochen erlebt und, wenn er sich gegenüber dem Patienten, den er vielleicht schon länger kennt, engagiert zeigt, diesen viel besser betreuen kann, als wenn er jetzt eine Überweisung vornimmt, wo der Patient tatsächlich, wie Herr Hippius sagt, das Gefühl entwickelt, abgeschoben zu werden. Wir wissen alle, daß das Schlechteste, was man machen kann, die ständige Weiterüberweisung ist.

**Beck:** Welchen Stellenwert messen Sie der Einbeziehung der Angehörigen innerhalb eines solchen Therapieplanes von nicht akut Suizidgefährdeten bei?

**Götze:** Wenn Suizidalität vorliegt und ich den Betreffenden länger behandeln würde, dann würde ich mit dem Suizidalen darüber sprechen, ob er Vertrauenspersonen hat. Viele haben leider keine, gerade nicht den Partner, gerade nicht die Angehörigen. Aber manche haben eben doch eine Vertrauensperson, und ich würde mit ihnen offen darüber sprechen, ob es nicht gut wäre, einmal ein Gespräch zu dritt oder zu viert zu führen. Das hat sich bewährt, ähnlich wie ich es auch meinte, daß bei der Über- oder Einweisung eines akut Suizidalen eine Vertrauensperson mit ins Krankenhaus oder zum Psychiater fährt. Daß er also ab Diagnosestellung nicht mehr allein ist, sondern eine vertrauensvolle Person bei sich hat, das ist außerordentlich hilfreich und gehört auch in den Bereich der Zeitgewinnung. In diesem Sinne würde ich auf jeden Fall möglichst einen Familienangehörigen oder jemanden aus der Umgebung, der vertrauensvoll ist, hinzuziehen. Man kann dann in einem Gespräch sehr viel bewirken, um den Patienten aus der dynamischen Einengung herauszubekommen.

**Hippius:** Ich finde bei diesem Gesichtspunkt eminent wichtig, auch den einbezogenen Angehörigen in besonderer Weise zu beraten, wie weit er in die Verantwortung miteinbezogen wird, daß er auf der anderen Seite nicht das Gefühl bekommt, jetzt will der Arzt die Verantwortung auf mich delegieren. Gerade dem Angehörigen, dem Partner, der Vertrauensperson muß man klarmachen, daß die Verantwortung letztlich unverändert beim behandelnden Arzt liegt, daß er nur ein Mithelfer ist.

**Götze:** Ein Satz noch dazu: Wir haben in Hamburg jetzt die Tendenz, daß aus diesem Problem heraus Selbsthilfegruppen für Angehörige von Suizidalen entstehen.

**Merksätze für die Praxis zum Thema:**

EINSCHÄTZUNG DES SUIZIDRISIKOS BEIM DEPRESSIVEN
PATIENTEN

1. Voraussetzungen zur Einschätzung des Suizidrisikos beim
   depressiven Patienten sind
   a) allgemeine Kenntnisse über
      - die Entwicklungsstadien der Suizidalität (s. Tabelle 1)
      - das präsuizidale Syndrom (s. Tabelle 2)
      - die Risikogruppen (s. S.11)
   b) im Einzelfall Kenntnisse über
      - den aktuellen psychischen Befund
      - die zugrunde liegende psychische Störung
      - aktuell unbewältigte Krisen.

2. Als erkennbare Leitsymptome der Suizidalität gelten das
   Ausmaß und die Intensität der depressiven Verstimmung
   und der Hoffnungslosigkeit, sozialer Rückzug und Ent-
   schlußunsicherheit. Besonders ist auf versteckte Suizidsi-
   gnale zu achten. Suiziddrohungen sind als Appell an die
   Umwelt nach Hilfe zu verstehen.

3. Maßnahmen in der Praxis bei vermuteter Suizidalität: Klä-
   rendes Gespräch ohne Zeitdruck. Bei Verdacht auf eine latente Suizidalität sollte der Patient direkt auf Selbsttö-
   tungsabsichten angesprochen werden. Neben fortlaufen-
   den therapeutischen Gesprächen evtl. Begleitmedikation
   mit sedierenden Antidepressiva (z.B. Amitriptylin, Doxepin) – bei ausgeprägter Angstsymptomatik und/oder zu
   Beginn ein Benzodiazepinderivat.

4. Bei akuter oder nicht zu beherrschender bzw. unzurei-
   chend behandelbarer oder anhaltender Suizidalität: Überweisung zum Facharzt oder stationäre Einweisung in Begleitung einer Vertrauensperson.

# Schlafentzug in der Depressionsbehandlung

*B. Pflug*

Für die niedergelassenen Nicht-Psychiater ist es vielleicht etwas ganz Neues oder Unverständliches, wenn man bei depressiven Patienten, die in den meisten Fällen über Schlafstörungen klagen, als Therapiemaßnahme einen Schlafentzug für eine Nacht empfiehlt.

Schlafentzug ist jedoch eine antidepressive Maßnahme, die zu einer Besserung der Beschwerden um 20-60% (Rudolf u. Tölle 1977) am folgenden Tag führt, wobei die Kernsymptome der Depression beeinflußt werden: depressive Verstimmung, psychomotorische Hemmung, Angst und Unruhe, Suizidalität und Mangel an Interessen.

Im Unterschied zu Gesunden fällt es den meisten Depressiven nicht schwer, eine Nacht zu durchwachen. Das Auftreten eines „toten Punktes" oder einer „kritischen Zeit", die zwischen 2 und 6 Uhr liegt, kann von einer manchmal als schlagartig empfundenen Besserung gefolgt sein. In den meisten Fällen tritt die Besserung am folgenden Tag auf, auch am zweiten Tag nach Schlafentzug - nach der Erholungsnacht - kommen Besserungen vor (Pflug 1973, 1987). Es gibt mehrere Variationen für die Durchführung eines Schlafentzuges. Beim totalen Schlafentzug bleibt der Patient die ganze Nacht wach, wobei darauf zu achten ist, daß er nicht einnickt. Der partielle Schlafentzug in der zweiten Nachthälfte (ab 1.30 Uhr wach) ist in seiner Effektivität dem totalen Schlafentzug vergleichbar, während Schlafentzug in der ersten Nachthälfte keine vergleichbare antidepressive Wirkung zeigt (Schilgen u. Tölle 1980; Goetze u. Tölle 1981).

In den meisten Fällen wurde die Schlafentzugsbehandlung in der Klinik durchgeführt, vor allem auch unter dem Aspekt der Erforschung seines Wirkmechanismus. Zwei Arbeiten zeigten, daß Schlafentzug in der ambulanten Therapie mit Erfolg eingesetzt werden kann (Pflug 1972; Vass u. Kind 1974). Die Patienten kamen abends in die Klinik, wo das Wachbleiben garantiert werden konnte, und gingen am nächsten Morgen wieder nach Hause. Dieses Vorgehen kann als Modell für die Schlafentzugsbehandlung in der Praxis dienen.

Es gibt Patienten, die nach einer erfolgreichen Behandlung der Depression mit Schlafentzug diesen immer wieder in kritischen Zeiten selbständig durchführen und so einem Abgleiten in die Depression vorbeugen.

Als Beispiel möchte ich eine Patientin (Bipolar II) anführen, deren Ehemann bei der Bahn in einem Stellwerk beschäftigt war. In Zeiten beginnender Depression begleitete sie ihn auf seiner Nachtschicht und blieb so wach.

Auch ein niedergelassener Nicht-Psychiater kann den Schlafentzug in die Behandlung einbauen. Geeignet sind vor allem Patienten mit endogenen Depressionen, chronischen Depressionen und anderen Depressionen, die sich durch Tagesschwankungen von Stimmung und Antrieb auszeichnen und Vitalsymptome in Form von körpernahen Beschwerden haben.

Immer dann, wenn ein Kollege sich zur Verschreibung eines antidepressiven Medikamentes entschließt, sollte er den Schlafentzug als erste Therapiemaßnahme berücksichtigen. Um den antidepressiven Effekt zu erhalten, ist die Kombinationsbehandlung mit antidepressiven Medikamenten zu empfehlen. Der Schlafentzug kann auch bei einer bereits laufenden medikamentösen Einstellung durchgeführt werden, wobei darauf zu achten ist, daß sedierende Pharmaka (auch Antidepressiva) in der Schlafentzugsnacht nicht verabreicht werden.

*Argumentationshilfen* für den Arzt, der die Indikation für den Schlafentzug stellt, sind:

- Schlafentzug ist eine natürliche antidepressive Maßnahme,
- Schlafentzug ist praktisch frei von Nebenwirkungen,
- Schlafentzug ist seit etwa 20 Jahren eine bewährte antidepressive Therapie,
- Schlafentzug verbessert das Ansprechen auf antidepressive Medikamente,
- Schlafentzug kann die Dauer der Depression abkürzen.

Die Dauer des antidepressiven Schlafentzugeffektes ist sehr unterschiedlich. Entgegen früher berichteten günstigen Verläufen wird heute die Besserung eher als relativ kurzfristig angegeben. Häufig wird am übernächsten Tag nach dem Schlafentzug wieder eine Verschlechterung beobachtet. Nach Durchsicht des gesamten eigenen Materials scheint dies möglicherweise daran zu liegen, daß in der Klinik – wo diese Methode zuerst erprobt wurde – die Patienten in den Jahren 1968–1973 andere waren als heute: viele waren unbehandelt eingewiesen worden, ein großer Teil der rezidivierenden Depressiven war nicht auf Lithium eingestellt, die Phasen waren sehr deutlich ausgeprägt. So konnte man Verläufe beobachten, die durch einen Schlafentzug zur Remission gebracht wurden oder die nur durch Schlafentzug, mehrmals appliziert, aus der Depression herauskamen (Pflug 1973). Heute bekommen wir in die Klinik meistens Patienten eingewiesen, bei denen die bisherige Behandlung, z. B. mittels verschiedener Antidepressiva, nicht zum Erfolg geführt hat, Komplikationen eingetreten sind und chronische Verläufe sich abzeichnen. Die Menge der Lithium-Responder fällt ebenfalls weg. Das Krankengut hat sich verändert, und dies scheint eine der Ursachen zu sein, daß der Schlafentzugseffekt in seiner Persistenz heute nicht so günstig beurteilt wird. Ich möchte deshalb zu Studien zusammen mit niedergelassenen Allgemeinärzten und Nervenärzten anregen, die bei depressiven Patienten als erste antidepressive Maßnahme den Schlafentzug durchführen (mit und ohne psychopharmakologische Kombinationsbehandlung).

Zusammenfassend ergeben sich folgende Punkte:

1. Die Indikation für den Schlafentzug ist das depressive Syndrom, besonders bei phasischen Depressionen und Depressionen mit ausgeprägter Vitalsymptomatik.
2. Die Patienten sollten wenigstens einmal einen Schlafentzug in der Klinik erlebt haben.
3. Die begleitende Therapie mit einem Thymoleptikum ist wegen des günstigen Verlaufs durchzuführen.
4. Es ist von Vorteil, wenn der Patient durch Angehörige beim Wachbleiben unterstützt werden kann, was insbesondere beim partiellen Schlafentzug leichter möglich ist.
5. Nach den bisherigen Erfahrungen sollte der Schlafentzug in wöchentlichen Abständen angewandt werden, wenn sich keine anhaltende oder fortschreitende Besserung zeigt.
6. Der Patient sollte möglichst mit seinen Angehörigen in die Sprechstunde am späten Nachmittag einbestellt werden, wenn man die Durchführung des Schlafentzugs vereinbart. Im Morgentief kann die Erwartung des Patienten auf eine Nacht ohne Schlaf zu Verschlechterungen führen.
7. Die Indikation zum Schlafentzug sollte häufiger gestellt werden.
8. Studien mit niedergelassenen Nicht-Psychiatern und Nervenärzten zum Schlafentzug in der Praxis sind notwendig.

## Literatur

*Goetze K, Tölle R* (1981) Antidepressive Wirkung des partiellen Schlafentzuges während der 1. Hälfte der Nacht. Psychiatr Clin (Basel) 14: 129–149

*Kuhs H, Tölle R* (1986) Schlafentzug (Wachtherapie) als Antidepressivum. Fortschr Neurol Psychiatr 54: 341–355

*Pflug B* (1972) Über den Schlafentzug in der ambulanten Therapie endogener Depressionen. Nervenarzt 43: 614–622

*Pflug B* (1973) Depression und Schlafentzug. Neue therapeutische und theoretische Aspekte. Habil.-Schrift, Tübingen

*Pflug B* (1987) Praxis der Therapie mit Schlafentzug. In: Hippius H, Rüther E, Schmauss M (Hrsg) Schlaf-Wach-Funktionen. Springer, Berlin Heidelberg New York Tokyo

*Rudolf GAE, Tölle R* (1977) Antidepressive Behandlung mittels Schlafentzug. Nervenarzt 48: 1–11

*Schilgen B, Tölle R* (1980) Partial sleep deprivation as therapy for depression. Arch Gen Psychiatry 37: 267–271

*Vass A, Kind H* (1974) Ambulante Behandlung endogener Depression durch Schlafentzug. Schweiz Rundsch Med 63: 564–565

## Diskussion

**Rüther:** Könnten Sie bitte noch einmal Ihre Empfehlung bezüglich der Durchführung des Schlafentzuges in der Klinik präzisieren? Soll der Patient grundsätzlich seinen ersten Schlafentzug zuerst in der Klinik durchführen oder soll es so sein, daß der Arzt zwar die Indikation stellt, aber in der Klinik dieser Schlafentzug ambulant durchgeführt wird?

**Pflug:** Wichtig ist, daß der Patient den ersten Schlafentzug möglichst sicher durchsteht, um Erfahrungen zu sammeln, und das wird am ehesten auf einer Station, wo Nachtwachenpersonal ist, gewährleistet.
Es kommen zu uns auch Patienten zu weiteren Schlafentzügen in die Klinik, die keine Angehörigen oder Bekannte haben, die ihnen dabei helfen. Sie bleiben dann über Nacht da und gehen am nächsten Morgen wieder nach Hause.

**Maier:** Welche Relevanz kommt denn der motorischen Aktivität in der Nacht zu? Sollte man dem Patienten ein sehr reichhaltiges Aktivitätsprogramm für eine Schlafentzugsnacht empfehlen?

**Pflug:** Entscheidend ist, daß der Patient nicht einschläft. Wie er das macht, ist gleichgültig. Man kann das natürlich durch die verschiedensten Aktivitäten wie z.B. Nachtspaziergänge, Gymnastikübungen, Fernsehen, Videoaufzeichnungen erleichtern. Das ist sehr variabel, wobei es wichtig ist, den Patienten darauf hinzuweisen, daß er nicht einnickt.
Noch einige Bemerkungen zum Kaffee oder Tee. Es ist untersucht worden, daß diese Getränke keinen Einfluß auf das Ergebnis des Schlafentzuges haben. Aber man sollte aufpassen, daß nicht zuviel Kaffee und Tee getrunken wird, da sich hierdurch Unruhezustände entwickeln können.

**Götze:** Wir führen bei uns in der Klinik selten einen Schlafentzug durch, aber wenn, dann bleiben bei uns die Patienten auch den folgenden Tag über in der Klinik wach, denn es ist häufig ein Problem, sicherzustellen, daß sich die Patienten nicht sofort ins Bett begeben, sondern daß sie auch den Tag über wach bleiben. Wenn das ambulant erfolgt, könnte ich mir vorstellen, daß zwei Dinge passieren könnten: Zum einen erfolgt sehr rasch der Gang ins Bett und zum anderen wird die Beurteilung des Effektes dem Patienten selbst überlassen.

**Pflug:** Ich habe diese Erfahrung nicht gemacht. Im Gegenteil, ich habe immer wieder gesehen, daß die Patienten diesen Tag danach ausschöpfen und gar nicht drängen, ins Bett zu gehen, sondern wirklich wach bleiben und etwas unternehmen im Gegensatz zum Vortag. Es gibt auch Patienten, die im Beruf stehen, die dann abends zum Schlafentzug kommen, damit sie am nächsten Tag arbeiten können.
Hinsichtlich des Wirkungseintritts gibt es

auch Besserungen, die erst nachmittags eintreten.

Schließlich möchte ich jedoch noch einmal betonen, daß man den Patienten sagen muß, auch am nächsten Tag soll nicht geschlafen werden.

**Götze:** Für mich ist die Frage immer noch offen, ob sich die Patienten an diese Anweisung wirklich halten.

**Schmauss:** Es wird ja immer wieder diskutiert, ob man statt Schlafentzug dem Patienten gegenüber von Wachtherapie sprechen sollte. Das ist gerade ein Problem bei ambulanten Patienten, wenn man sie zum erstenmal in die Klinik einweist. Ist Schlafentzug überhaupt ein Wort, mit dem man die Patienten motivieren kann?

**Pflug:** Es handelt sich hier nicht um eine Einweisung, sondern um eine ambulante Behandlung, in der der Patient lediglich nachts in der Klinik unter Aufsicht wach bleibt.

Ich bin eher für das Wort Schlafentzug, weil – wenn man das Ganze psychodynamisch betrachtet – ein bestimmter Effekt in dieser Formulierung steckt. Ein depressiver Patient hat ja – wenn es ihm sehr schlecht geht – eigentlich nur noch ein Ziel: zu schlafen, einfach Ruhe zu haben, weg zu sein. Und das ist ein Punkt, der, wenn Sie ihm den Schlaf wegnehmen, einer Aggression entspricht. Einige psychodynamisch orientierte Kollegen sagten mir, dies könne genau ein wichtiger, entscheidender Faktor sein, innere Spannungen und aggressive Impulse nach außen zu bringen, zu externalisieren, da der Patient diese Maßnahme wie eine Bestrafung empfinde. Wenn ihm z.B. bei Appetitlosigkeit das Essen vorenthalten würde, spielt das keine Rolle. Der Schlaf sei jedoch ein sehr wichtiges Ziel, und daran werde er gehindert. Die Externalisierung aggressiver Spannungen und Impulse führe zu einer Entlastung.

Ich habe mir von vielen Patienten erzählen lassen, wie der Schlafentzug empfunden wird, und einige haben das auch dargestellt, humorvoll und bildnerisch. Etwas, was immer dabei auftaucht, ist das Aggressive. Der eine malt es z.B. als Karikatur, indem er auf dem Bett steht und die Wächter darumherum mit Gewehren aufpassen, daß er sich nicht hinlegt und schläft. Andererseits kann man es aber auch positiv ausdrücken und Wachtherapie sagen. Hierdurch sind die Patienten vielleicht eher motiviert, ein solches Verfahren durchzustehen und mitzumachen.

**Schmauss:** Ich kann dazu aus der eigenen Erfahrung sagen, daß es immer wesentlich leichter war, Patienten zum Schlafentzug zu motivieren, wenn auf der Station schon ein anderer Patient war, der aus eigener Erfahrung etwas darüber berichten konnte. Der erste Schlafentzug war für die Patienten unter dem Gesichtspunkt „Das Letzte was ich habe, ist der Schlaf, und der wird mir jetzt auch noch weggenommen" doch häufig sehr schwierig.

**Pflug:** Das trifft genau den Punkt, warum ich den Patienten empfehle, den ersten Schlafentzug möglichst auf einer Station mitzumachen, weil sie sehen, daß dies nicht etwas Außergewöhnliches, Kompliziertes ist, andere Patienten nehmen auch an dieser Behandlung teil oder berichten evtl. schon über frühere Erfahrungen.

**Hippius:** Ich bin der Ansicht, es gibt Patienten, für die es günstiger ist, wenn man ihnen das Schlagwort Wachtherapie anbietet, und es gibt auf der anderen Seite Patienten, bei denen es günstiger ist, wenn man mit ihnen über Schlafentzugstherapie spricht, weil die psychodynamischen Hintergründe ganz unterschiedlich sein können.

**Kissling:** Ich glaube, es ist ganz wichtig, den Patienten vorher schon darauf hinzuweisen, daß es ihm auch nach dem Schlafentzug wieder schlechter gehen kann. Dieses Auf und Ab empfinden viele als sehr frustrierend, wenn sie also am Tag danach oft depressionsfrei sind und danach wieder – wie bei einem „rapid cycler" – am übernächsten Tag wieder depressiv werden. Ganz wichtig – glaube ich – ist, daß man sie darauf vorbereitet.

Inwieweit stellt ein Nonresponse beim ersten Schlafentzug einen Prädiktor für einen Nonresponse bei einem weiteren Schlafentzug dar? Nach unseren Erfahrungen lohnt es sich, mehrere Schlafentzüge zu machen, auch wenn sich nach dem ersten kein Effekt zeigt. Kann durch die gleichzeitige Gabe von Lithium dieses Rückfallen auf das alte Niveau verhindert werden? Gibt es Kontraindikationen, z. B. Patienten mit Krampfanfällen in der Vorgeschichte?

**Pflug:** Meiner Meinung nach sollte man bei Patienten mit belangvollen körperlichen Beschwerden keinen Schlafentzug machen und bei den schizophrenen Patienten dann nicht, wenn sie eine agitierte Komponente haben. Bei den gehemmten ist es eher günstiger. Zum Lithium gibt es zwei Mitteilungen: Die eine ist eine kanadische Arbeit [Baxter, L. R., Can Lithium Carbonate Prolong the Antidepressant Effect of Sleep Deprivation? Arch. Gen. Psychiatry 42: 635 (1985)], nach der man diesen Rückfall oder dieses Risiko des Rückfalls auffangen kann. Lit und Mitarbeiter haben Vergleichbares empfohlen (Lit, A., Mündl. Mitteilung, Schlafentzugssymposium Münster, 1985). Wir führen z. Z. eigene Untersuchungen hierzu durch. Man kann sicherlich, das haben ja die Arbeiten von Loosen [Loosen, P. T., Merkel, U., Amelung, U., Combined sleep deprivation and clomipramine in primary depression. Lancet II: 156–157 (1976)] gezeigt, bereits durch die Kombination mit einem Antidepressivum diese Gefahr des Rückfalls vermindern, bzw. wenn es zu einem Rückfall kommt, dann ist dieser nicht so stark ausgeprägt.
Hinsichtlich der Vorabinformationen über eine mögliche Verschlechterung stimme ich mit Ihnen überein.
Zu Ihrer Frage der Prädiktion der Wirksamkeit eines Schlafentzugs ist zu sagen: Wenn

der erste Schlafentzug nicht funktioniert, ist es trotzdem angezeigt, einen zweiten oder einen dritten durchzuführen. Ein Nichtansprechen zeigt nicht an, daß sich beim nächsten Schlafentzug ebenso kein Effekt einstellt. Umgekehrt kann es auch sein, daß der Patient beim erstenmal anspricht und die Wirkung beim zweitenmal nicht so gut ist.

**Rüther:** Wenn ich mich recht erinnere, haben Sie am Anfang gesagt, daß die Patienten heute anders vorbehandelt sind als früher. Darunter seien viele Lithiumpatienten, und diese Patienten reagierten nicht mehr so gut.

**Pflug:** Nein, diese Patienten kommen gar nicht mehr in die Klinik. Wir hatten früher Patienten, die dann jedes Jahr in ihrer depressiven Phase zum Schlafentzug zu uns kamen und dann wieder nach Hause gingen. Und diese Patienten fallen weg, da sie heute auch schon ambulant auf Lithium eingestellt sind.

**Rüther:** Würden Sie denn sagen, daß diejenigen, die gut auf Lithium ansprechen, auch diejenigen sind, die gut auf Schlafentzug ansprechen?

**Pflug:** Das ist eine Hypothese, die z. Z. geprüft wird. Und zwar deshalb, weil man sich vorstellt, daß es ähnliche Wirkungen im Bereich der Chronobiologie bei Depressionen gibt, hervorgerufen durch die Gabe von Lithiumsalzen und auch durch den Schlafentzug; und diese Wirkungen scheinen synergistisch zu sein. Einige Befunde deuten darauf hin, daß es möglicherweise eine Patientengruppe gibt, die durch die Kombination von Schlafentzug mit Lithiumsalzen besonders günstig reagiert. Ich kann das aber im Detail nicht beantworten, weil es dazu noch keine ausreichenden Studien gibt.

**Maier:** Gibt es Erfahrungen mit prophylaktischen Schlafentzugsbehandlungen?
Wie ist es mit der Stabilität des Ansprechens auf Schlafentzug? Wenn in einer Episode

der depressiven Erkrankung eine gute Reaktion auf Schlafentzug beobachtet wurde, kann man dann davon ausgehen, daß sich in der nächsten Episode ebenso ein guter Response einstellt?
Sie hatten mehrfach erwähnt, daß es durchaus zu Angstzuständen während des Schlafentzugs oder danach kommen kann. Würden Sie einen Patienten, der neben einem depressiven Syndrom ein ausgeprägtes Angstsyndrom - etwa Panikattacken in sehr hoher Anzahl - hat, auch mit Schlafentzug behandeln?

**Pflug:** Ja, ich würde einen Versuch mit dem Schlafentzug machen, zumal wir gesehen haben, daß nicht nur die gehemmten, sondern auch die agitierten, unruhigen, ängstlichen Depressiven sehr gut auf Schlafentzug reagieren und zumal man keine Angst zu haben braucht, daß Nebenwirkungen auftreten können.
Zur prophylaktischen Schlafentzugsbehandlung gibt es Arbeiten [z. B. Christodoulou, G. N., Malliaras, D. E., Lykouras, E. P., Papadimitriou, G. N., Stefanis, C. N., Possible prophylactic effect of sleep deprivation. Am. J. Psychiatry 135: 375–376 (1978)], und auch ich selbst habe gesehen, daß Patienten zu bestimmten kritischen Zeiten immer wieder einen Schlafentzug durchführen und dann nicht mehr in eine depressive Phase geraten. Diese Patienten waren nicht auf Lithium eingestellt. Man kann den Schlafentzug auch in der nächsten Phase und in einer übernächsten Phase wiederholen, und die Effekte sind etwa so, wie sie auch von Herrn Kissling angesprochen wurden. Man kann davon ausgehen, daß der Schlafentzug auch in der nächsten Phase wirkt, daß aber diese Wirkung unterschiedlich sein kann. Wenn also ein Schlafentzug keinen Effekt zeigt, muß man nicht davon ausgehen, daß dieser Patient nie mehr auf einen Schlafentzug ansprechen wird.

**Schmauss:** Gibt es Hinweise, wann in der depressiven Phase der Schlafentzug ganz besonders gut oder besonders schlecht wirkt?

**Pflug:** Man sollte den Schlafentzug möglichst frühzeitig in der Phase durchführen. Eine Studie [Pflug, B., The influence of sleep deprivation on the duration of endogenous depressive episodes. Arch. Psychiat. Nervenkr. 225: 173–177 (1978)], die ich selber durchgeführt habe, deutet darauf hin. Die Dauer der Phase verkürzt sich signifikant, wenn sehr früh zu Beginn der depressiven Phase der Schlafentzug angewandt wird.

**Hippius:** Ich würde Ihren 8-Punkte-Empfehlungen aus Ihrem Vortrag nicht so uneingeschränkt zustimmen können. Bei uns hat der Schlafentzug einen anderen Stellenwert. Er wird dann mit eingesetzt, wenn eine „relative Therapieresistenz" vorliegt. Wenn wir hier Empfehlungen für die niedergelassenen Ärzte aussprechen, bin ich nicht sicher, ob man den Schlafentzug in dem Zusammenhang als eine Methode der ersten Wahl mit nennen sollte.
Nach Ihrer Meinung sollte der Schlafentzug u. U. sogar primär die erste Methode sein, also die erste therapeutische Maßnahme in der Behandlung der depressiven Patienten.

**Pflug:** So war das gemeint.

**Hippius:** Hier hätte ich gerade im Hinblick auf den niedergelassenen Allgemeinarzt Vorbehalte. Ich bin im Gegensatz zu Ihrer Meinung fast sogar der Ansicht, daß der Schlafentzug eine Therapie sein sollte, die dem Psychiater, dem Nervenarzt, erst einmal vorbehalten bleiben sollte.

**Pflug:** Die Überlegung zu meiner Empfehlung war die, daß ja auch der niedergelassene Nicht-Psychiater antidepressive Medikamente verordnet. Wenn er die Indikation zur Gabe eines Antidepressivums stellt, ist das nicht die gleiche Situation, in der man auch an den Schlafentzug denken sollte und sich sagt: Ich mache erst einen Schlafentzug und gebe dann das Medikament mit dazu? Die Indikation sehe ich bei phasischen Depressionen oder z. B. bei Patienten, die früher in der Klinik behandelt wurden, die aber zum Hausarzt gehen, wenn es ihnen wieder schlecht geht oder wenn sie wieder in eine Depression geraten. Mit diesen Patienten kann m.E. auch der niedergelassene Arzt einen Schlafentzug machen. Allerdings gibt es keine Studie darüber, die diese Empfehlung wissenschaftlich abstützt.

**Hippius:** Und deswegen meine ich, daß diese Studien vielleicht von Ihnen erst einmal durchgeführt werden müßten, bevor wir eine solche Empfehlung geben können, da hätte ich tatsächlich Bedenken.

**Pflug:** Ich kenne allerdings viele Praktiker, die ihre Patienten zu einem ambulanten Schlafentzug abends zu uns in die Klinik schicken.

**Hippius:** Das ist aber dann im Grunde eine nachtklinische Behandlung, die nicht in der Hand des Praktikers liegt. Ich glaube nicht, daß jeder Allgemeinarzt in der Lage ist, einen Schlafentzug in seinem ambulanten Setting durchzuführen. Zur nachtklinischen Behandlung, da stimme ich Ihnen zu, würde ich eine Empfehlung aussprechen.

Aber ich habe auch gewisse Probleme mit Ihrem ersten Punkt, die Indikation: alle depressiven Syndrome. Für uns gilt immer noch: Je chronobiologisch akzentuierter ein Verlauf einer Depression ist, unabhängig von der nosologischen Zuordnung, um so günstiger wirkt dann der Schlafentzug. Im Gegensatz dazu würde ich einen Einsatz bei chronifizierten Depressionen nicht empfehlen.

**Merksätze für die Praxis zum Thema:**

SCHLAFENTZUG IN DER DEPRESSIONSBEHANDLUNG

1. Schlafentzug ist eine seit 20 Jahren bewährte, natürliche und nebenwirkungsfreie antidepressive Therapie.

2. Die Indikation für den Schlafentzug ist das depressive Syndrom, besonders bei phasischen Depressionen und Depressionen mit ausgeprägter Vitalsymptomatik.

3. Der Patient bleibt entweder die ganze Nacht (totaler Schlafentzug) oder nur in der zweiten Nachthälfte (ab 1.30 Uhr, partieller Schlafentzug) wach; der erste Schlafentzug sollte in der Klinik durchgeführt werden.

4. Bei der ambulanten Behandlung sollte der Patient möglichst mit einem Angehörigen *am späten Nachmittag* in die Sprechstunde einbestellt werden, wenn man die Durchführung des Schlafentzugs vereinbart. Im Morgentief kann die Erwartung des Patienten auf eine Nacht ohne Schlaf zu Verschlechterungen führen. Es ist von Vorteil, wenn er durch Angehörige beim Wachbleiben unterstützt werden kann.

5. Der Schlafentzug sollte in wöchentlichen Abständen angewandt werden, wenn sich keine anhaltende oder fortschreitende Besserung zeigt.

6. Schlafentzug verbessert das Ansprechen auf Antidepressiva und kann die Dauer der Depression abkürzen.

7. Die Indikation zum Schlafentzug sollte häufiger gestellt werden.

# Die Therapie der „therapieresistenten" Depression

*M. Schmauss und I. Meller*

## Einleitung

Die gezielte medikamentöse Therapie depressiver Störungen hat eine nunmehr 30jährige Geschichte, nachdem erstmals von R. Kuhn 1957 die antidepressive Wirksamkeit des Imipramins durch sorgfältige klinische Beobachtung entdeckt wurde. Ausgehend von dieser Substanz wurden verschiedene trizyklische Antidepressiva, wie z. B. Amitriptylin, Clomipramin und Desipramin entwickelt. Die Wirksamkeit dieser und anderer trizyklischer Substanzen ist in einer großen Anzahl von Studien bestätigt worden (Morris u. Beck 1974). Die Tatsache, daß die Modifizierung des trizyklischen Grundgerüsts der Imipraminstruktur zwar zu jeweils anderen, nicht aber wirksameren und nebenwirkungsfreieren Antidepressiva führte, gab schließlich den Anstoß zur Entwicklung neuerer Substanzen mit nichttrizyklischer Molekülstruktur. Diese Substanzen unterscheiden sich in pharmakologischer und biochemischer Hinsicht z. T. erheblich von den klassischen trizyklischen Antidepressiva (Shopsin et al. 1981). Die antidepressive Wirksamkeit einzelner dieser Medikamente ist jedoch noch immer umstritten, eine therapeutische Überlegenheit einer dieser Substanzen über ein trizyklisches Antidepressivum konnte bisher nicht gezeigt werden.
Somit hat auch heute für alle Antidepressiva noch im wesentlichen Gültigkeit, was vor 30 Jahren das Imipramin in seiner Wirksamkeit limitierte: Die Erfolgsrate liegt bei höchstens 70% - unabhängig von der Stoffklasse und dem Wirkstoff einzelner antidepressiver Substanzen.

Die Behandlung der verbleibenden 30% von Patienten, die auf eine antidepressive Behandlung nicht ansprechen, stellt ein ernstzunehmendes und gewichtiges Problem in der Nervenarztpraxis und in der ärztlichen Allgemeinpraxis dar.
Im folgenden soll deshalb ein Überblick über Ursachen und Behandlungsmöglichkeiten sog. „therapieresistenter" Depressionen gegeben werden.

## Definition der Therapieresistenz

Es ist bisher nicht gelungen, eine einheitliche Definition der therapieresistenten Depression zu erarbeiten. Der Begriff wird von einzelnen Autoren unterschiedlich gehandhabt. Nach der Definition von Kielholz et al. (1978) und Pöldinger et al. (1982) spricht man dann von Therapieresistenz, wenn depressive Syndrome bei Behandlung mit zwei unterschiedlichen tri- oder tetrazyklischen Antidepressiva in richtiger Dosierung über eine Dauer von jeweils mindestens 3 Wochen unbeeinflußt bleiben. Berner et al. (1974) sprechen von Therapieresistenz, wenn der Basischarakter des depressiven Achsensyndroms trotz entsprechender adäquater Therapieversuche persistiert. Helmchen (1974) definiert Therapieresistenz als das Nichterreichen des Therapieziels trotz optimaler Therapie, wobei er als Therapieziel Symptomfreiheit angibt. Pichot (1974) unterscheidet zwei Arten von Therapieresistenz: einmal während der akuten Phase, zum anderen bezüglich des Langzeitverlaufes. Heimann (1974) spricht bei Nichtansprechen auf ein Antidepressivum von relativer Therapieresistenz, bei lange andauernden depressiven Syndromen, die auf keine derzeit bekannte Therapie ansprechen, von absoluter Therapieresistenz. Lehmann (1974) definiert die therapieresistente Depression als einen pathologischen Zustand, der nicht innerhalb von 2–3 Monaten auf systematische Behandlungsversuche anspricht. Er unterscheidet zwischen therapieresistenten, chronischen und irreversiblen Depressionen. Ayd (1983) definiert Therapieresistenz als Nichtansprechen auf mindestens zwei Antidepressiva und Dauer von mindestens einem Jahr. Burchard (1987) versteht unter einer therapieresistenten Depression eine Erkrankung, die für eine Depression gehalten wird, bei der jedoch unterschiedliche diagnostische und therapeutische Verfahren nicht zu dem erwarteten Erfolg der Behandlung führen. Faust et al. (1986) halten diejenigen depressiven Syndrome für „therapieresistent", die auf alle eingesetzten Mittel nicht befriedigend ansprechen („Nonresponder"). Shaw (1977) schließlich versteht unter therapieresistenten Depressionen diejenigen, die weder auf trizyklische Antidepressiva, Elektrokonvulsionsbehandlung oder Monoaminoxydasehemmer ansprechen.

Woggon (1987) weist darauf hin, daß Untersuchungen an verschiedenen Patientenstichproben in der Regel zu verschiedenen Prozentsätzen therapieresistenter Patienten kommen, selbst wenn die gleiche Definition für Therapieresistenz verwendet wird. Gründe dafür würden nicht nur in der unterschiedlichen Behandlungstechnik, sondern auch in der verschiedenen Prognose unterschiedlicher Patientenpopulationen liegen.

## Ursachen der Therapieresistenz

Als Ursachen für den ausbleibenden Behandlungserfolg von Depressionen können die folgenden aufgeführt werden:

### Diagnostische Faktoren

Differentialdiagnostische Überlegungen zu therapieresistenten depressiven Syndromen sollten neben allen psychogenen Depressionsformen und den typischen endogenen Depressionen auch depressive Syndrome im Rahmen von schizophrenen Erkrankungen, Alkoholismus, Medikamenten- und Drogenabhängigkeit sowie pharmakogene und somatogene Depressionen miteinbeziehen. So weist Burchard (1987) u. a. darauf hin, daß es sich bei manchen der für therapieresistente Depressionen gehaltenen langjährigen Erkrankungen um symptomarme schizoaffektive und schizophrene Erkrankungen handelt, bei denen Klagsamkeit und Hilfesuche im Vordergrund stehen, während die anderen, eher auf eine schizoaffektive oder schizophrene Psychose hinweisenden Züge von Patienten entweder spontan nicht berichtet oder verheimlicht werden. Weiterhin ist zu berücksichtigen, daß mindestens 25% aller Patienten mit Alkoholmißbrauch klinisch Zeichen einer Depression aufweisen. Gerade diese Patienten werden nur selten adäquat behandelt und weisen eine hohe Suizidgefährdung auf (Laux 1986). Auf die Gefahr der Entwicklung von depressiven Syndromen bei chronischer Einnahme von Benzodiazepinen weisen u. a. Beckmann u. Haas (1984) hin.

Einen Überblick über die wichtigsten Pharmaka und Krankheitsbilder, bei denen das Auftreten depressiver Syndrome in Betracht zu ziehen ist, geben Tabelle 1 (pharmakogene Depressionen) und Tabelle 2 (somatogene Depressionen).

### Mangelnde Compliance

Patienten nehmen einen gewichtigen Einfluß auf den Behandlungsverlauf, insbesondere bei Behandlung mit Psychopharmaka. Sie tun dies, indem sie erst gar nicht eine erforderliche Therapie beginnen, sie zu früh beenden oder Therapievorschriften nicht entsprechend in die Tat umsetzen, sei es, indem sie verordnete Medikamente weglassen, sie mit der falschen Indikation, der falschen Dosie-

**Tabelle 1.** Pharmakogene Depressionen (aus Laux 1986)

| | |
|---|---|
| *1. Antihypertensiva*<br>Reserpin<br>Alpha-Methyl-Dopa<br>Clonidin<br>Betablocker<br>Prazosin<br>Hydralazin<br>Guanethidin | *5. Tuberkulostatika, Antibiotika, Zytostatika, Antimykotika* |
| | INH    Tetrazykline<br>Sulfonamide    Streptomycin<br>Nalidixinsäure    Nitrofurantoin<br>Vinblastin    Metronidazol<br>Griseofulvin |
| *2. Antiparkinsonmittel und Muskelrelaxanzien*<br>L-Dopa<br>Amantadin<br>Baclofen<br>Bromocriptin | *6. Ophthalmologika*<br>Azetazolamid |
| | *7. Antiepileptika*<br>Hydantoine<br>Sukzinimide<br>Clonazepam |
| *3. Steroidhormone*<br>Glukokortikoide<br>Gestagene<br>Danazol | *8. Kardiaka*<br>Digitalis (?)<br>Procainamid<br>Lidocain |
| *4. Antirheumatika, Analgetika*<br>Indometacin<br>Gold<br>Chloroquin<br>Phenazetin<br>Phenylbutazon<br>Pizotifen<br>Methysergid<br>Ibuprofen<br>Opiate | *9. Psychopharmaka*<br>Neuroleptika<br>Lithium (?)<br>Barbiturate<br>Disulfiram<br>Amphetamin-Entzug<br>Benzodiazepin-Langzeiteinnahme (?) |

rung oder zum falschen Zeitpunkt einnehmen bzw. mit anderen nichtverordneten Medikamenten kombinieren (Blackwell 1976). Dafür können Nebenwirkungen verantwortlich sein, aber auch eine prinzipiell negative Einstellung gegenüber Medikamenten allgemein oder Psychopharmaka im besonderen. So waren z. B. nach einer Untersuchung von Linden (1987a) 46% der in einer Nervenarztpraxis in eine antidepressive Behandlung aufgenommenen Patienten Therapieabbrecher und nur 54% Therapievollender, von denen wiederum nicht einmal die Hälfte die verordneten Medikamente regelmäßig eingenommen hatte. Einflußfaktoren auf die Compliance sind im Patienten selbst, im Medikament und auch im behandelnden Arzt zu suchen (Laux 1983). Eine Verbesserung der Compliance ist am ehesten durch Intensivierung von Information und Aufklärung durch den Arzt zu erreichen, am besten unter Einbezug der Angehörigen und nahen Bezugspersonen (Woggon 1987).

**Inadäquate Behandlung**

Michel (1986) und Modestin (1987) stellten in Nachuntersuchungen von schwer depressiven Patienten mit Suizidversuchen oder Suiziden im ambulanten oder stationären Bereich fest, daß nur ein kleiner Teil dieser Patienten adäquat antidepressiv behandelt worden war. Nicht nur die Verordnungsdauer, sondern auch die Dosierung von Antidepressiva sind häufig inadäquat. Dies trifft nicht nur auf ambulante, sondern auch auf stationäre Behandlungen zu. Antidepressiva werden häufig in Dosierungen verordnet, die deutlich kleiner sind als die vom Hersteller empfohlenen (Keller et al. 1982; Schatzberg et al. 1983). Untersuchungen an größeren Patientenstichproben mit sog. therapieresistenten depressiven Syndromen haben ergeben,

**Tabelle 2.** Somatogene Depressionen (aus Laux 1983)

| | |
|---|---|
| *1. Neurologie*<br>Zervikalsyndrom<br>Epilepsie<br>Hirntumor<br>Hirnarteriosklerose<br>Hirnatrophie<br>Hirntraumen<br>Arteriitis temporalis<br>M. Parkinson<br>MS<br>ALS<br>Myasthenie<br>Funikuläre Myelose<br>„Algogenes Psychosyndrom"<br>„Symptomatische Zyklothymie"<br>FSME (Enzephalitis)<br><br>*2. Endokrinologie*<br>Hypo-/Hyperthyreose<br>Riesenzellthyreoiditis<br>Hypo-/Hyperparathyreoidismus<br>HVL-Insuffizienz<br>M. Addison<br>M. Cushing<br>Phäochromozytom<br>Akromegalie<br><br>*3. Kardiologie*<br>Vitien (ASD, VSD, Mitralstenose)<br>Essentielle Hypertonie<br>Positionshypotonie<br>Funkt. kardiovaskuläre Störung<br><br>*4. Gastroenterologie*<br>Reizkolon<br>Ileitis terminalis<br>Colitis ulcerosa<br>Virushepatitis<br>Leberzirrhose<br>M. Meulengracht<br>Sprue<br>Encephalopathia pancreatica | *5. Nephrologie*<br>Chronische (Pyelo-)Nephritis<br>Dialysepatienten<br>Prostataadenom<br><br>*6. Kollagenosen, Immunopathien*<br>Lupus erythematodes<br>Panarteriitis nodosa<br>Rheumatismus<br>Polymyalgia rheumatica<br><br>*7. Stoffwechselkrankheiten*<br>Anämie<br>Porphyrie<br>Hämochromatose<br>Hypoglykämie<br>M. Gaucher<br><br>*8. Infektionskrankheiten*<br>Lues<br>(Lungen-)Tbc<br>Bruzellose<br>Toxoplasmose<br>Sarkoidose<br><br>*9. Intoxikationen*<br>Chron. Hg-/CO-Intoxikation<br>Alkoholismus<br><br>*10. Gynäkologie*<br>Prämenstruelles Syndrom<br>Klimakterium<br><br>*11. Radiologie/Chirurgie*<br>„Strahlenkater"<br>Post-Op<br><br>*12. Tumoren*<br>Chronische Leukosen<br>Pankreaskarzinom<br>Bronchialkarzinom<br>Ovarialkarzinom |

daß 30–80% inadäquate Dosierungen erhalten hatten. Wurden solche Patienten anschließend mit adäquaten Dosierungen behandelt, so zeigten 50% einen positiven Behandlungserfolg (Quitkin 1985).

**Wechselwirkungen und Stoffwechselvarianten**
Woggon (1987) weist darauf hin, daß auch bei adäquater Dosierung und Behandlungsdauer einige Patienten auf eine antidepressive Therapie nicht ansprechen. Dies könne einerseits durch Interaktionen von Antidepressiva mit anderen Substanzen, andererseits durch Stoffwechselvarianten bedingt sein. Antidepressiva interagieren mit den verschiedensten Substanzen, die wichtigsten Wechselwirkungen sind in Tabelle 3 dargestellt. Was Stoffwechselvarianten als Ursache für eine Therapieresistenz anbetrifft, so weist Helmchen (1980) auf die Möglichkeit eines Wirkungsverlusts der Antidepressiva durch Enzyminduktion und Toleranzentwicklung hin.

**Tabelle 3.** Wechselwirkungen mit trizyklischen Antidepressiva (aus Schmauss 1986)

| Medikament | Wechselwirkung mit | Klinischer Effekt |
|---|---|---|
| Antidepressiva (z.B. Amitriptylin, Clomipramin, Desipramin) | 1. Antihypertensiva (Reserpin, Clonidin, Alpha-Methyldopa, Guanethidin) | Abschwächende Wirkung, Verstärkung der Sedierung oder Orthostase |
| | 2. Alkohol, Sedativa (Hypnotika, Tranquilizer), Antihistaminika (Promethazin u.a.) | Verstärkung der Sedierung Abschwächung der Antidepressiva (?) |
| | 3. Anticholinergika | Verstärkung: peripher: Darm- und Blasenatonie, zentral: Delir, Koma |
| | 4. MAO-Inh., Methylphenidat | Gefahr hypertensiver Krisen, Verstärkung von Nebenwirkungen |
| | 5. Antikoagulanzien | Verstärkung von Antikoagulanzienwirkung |
| | 6. Phenylbutazon | Abschwächung des Antirheumatikums |
| | 7. Antazida | Abschwächung der Antidepressiva |
| | 8. Orale Antikonzeptiva | Abschwächung der Antidepressiva |

**Psychologische und Persönlichkeitsfaktoren**

Bielski u. Friedel fanden 1976 bei der Durchsicht einer Reihe prospektiver kontrollierter Studien, daß „neurotische", hypochondrische und hysterische Persönlichkeitszüge mit einer ungenügenden antidepressiven Wirksamkeit korreliert waren, während sich vor allem die Diagnose einer endogenen Depression als ein Prädiktor für ein günstiges Ansprechen auf trizyklische Antidepressiva erwies. Neben einer konstitutionellen Prädisposition spielen häufig auch spezifische psychodynamische Konstellationen eine Rolle. So kann den Kranken beispielsweise sein übersteigertes bzw. überempfindliches Wertsystem davon abhalten, gewisse persönliche Eigenschaften und Verhaltensweisen zu akzeptieren (Faust et al. 1986).

Häufig zeigt sich, daß bereits die Partnerwahl Depressiver durch die psychische Erkrankung mitbeeinflußt war. Das Kommunikationsmuster des Partners ist häufig depressionsspezifisch, es ist gefühlsbetonter, gespannter und selbstbezogener. Die Beziehung ist komplementär, meist ist der Depressive in der regressiven Position und der Partner eher progressiv-dynamisch (Hell 1982). Daraus ist zu folgern, daß der Partner häufig in eine antidepressive Therapie miteinbezogen werden muß (Linden 1979; Linden 1987b). Pöldinger et al. (1982) weisen auf die Bedeutung hin, sowohl den Patienten wie auch seine Angehörigen ausreichend über die depressive Erkrankung zu informieren und die Prognose und den Behandlungsverlauf darzulegen. Fehler im Umgang mit depressiven Menschen und deren Angehörigen können die somatische Therapie negativ beeinflussen und auf diese Weise eine Therapieresistenz mitbewirken.

Achte (1974) und Reimer (1977) betonen schließlich den Einfluß sozialer Faktoren bei der Entwicklung einer Therapieresistenz.

## Behandlungsmöglichkeiten der Therapieresistenz

Die somatischen Behandlungsmöglichkeiten therapieresistenter Depressionen sind u.a. in Arbeiten von Kelly (1974), Kielholz et al. (1978), Laux (1983, 1986), Helmchen (1980), Shaw (1977), Faust (1986) und Woggon

**Tabelle 4.** Behandlungsmöglichkeiten „therapieresistenter" Depressionen

1. Absetzversuch von Antidepressiva
2. Hochdosierung von Antidepressiva
3. Antidepressive Infusionstherapie
4. Antidepressiva + Schlafentzug
5. MAO-Hemmer
6. Serotoninvorstufen
7. Kombinationstherapien
   a) TCA + MAO-Hemmer
   b) TCA + Lithium
   c) TCA + T$_3$
   d) TCA + Neuroleptika
   e) TCA (MAO-Hemmer) + Serotoninvorstufen
8. Elektrokrampftherapie

(1987) übersichtlich zusammengefaßt. Im folgenden sollen die wichtigsten dargestellt werden (Tabelle 4).

**Absetzversuch**

Laux (1983, 1986) schlägt vor, zunächst einen Absetzversuch zu machen, da im Rahmen der „modernen Multimorbidität und Mehrfachtherapie" pharmakogene Depressionen relativ häufig geworden sind und die Stellung der richtigen Diagnose durch medikamentöse Vorbehandlung oft erschwert wird. Sodann sollte die Frage der Indikation einer medikamentösen Depressionsbehandlung kritisch überprüft werden.

**Hochdosierung von Antidepressiva**

Sprechen Patienten auf eine adäquate Antidepressivadosierung (entsprechend 150 mg Imipramin täglich) nicht an, so ist eine Steigerung der Dosierung auf Tagesdosen entsprechend 150–300 mg Imipramin gerechtfertigt. Eine Reihe von klinischen Studien der letzten Zeit haben Zweifel darüber entstehen lassen, daß die üblichen oralen Tagesdosen von z.B. 150 mg Imipramin stets ausreichend sind. Es ist daran zu denken, daß die Resorption und/oder der spezifische Metabolismus einzelner Patienten einen ausreichenden Blutspiegel bzw. eine ausreichende Konzentration der Wirksubstanz am Rezeptor verhindern können. Außerdem ist

gezeigt worden, daß sowohl Imipramin als auch Amitriptylin in Dosen bis und auch über 300 mg gut vertragen werden (Raskin 1974). Schuckit u. Feighner (1972) berichten über 40 Patienten, die über längere Zeit 500 mg trizyklische Antidepressiva erhalten hatten, ohne daß sie wegen Nebeneffekten aus der Studie hätten herausgenommen werden müssen. Quitkin (1985) vertritt die Ansicht, daß Patienten nicht als resistent auf Antidepressiva bezeichnet werden sollten, bevor sie nicht mit Dosierungen entsprechend 300 mg Imipramin täglich behandelt worden sind.

**Antidepressive Infusionstherapie**

Verschiedene Antidepressiva (z.B. Amitriptylin, Clomipramin, Dibenzepin, Doxepin, Maprotilin, Trazodon und Trimipramin) können zur intravenösen Infusionstherapie verwendet werden. Als Infusionslösung wird physiologische Kochsalzlösung oder isotonische Glukoselösung verwendet. Die empfohlene Infusionsdauer ist verschieden, sie liegt zwischen 90 und 240 min. Verschiedene Autoren, u.a. Kielholz et al. (1978), Kielholz u. Adams (1982), Laux (1982, 1983), Pöldinger et al. (1982) haben ihre positiven Behandlungsergebnisse mit einer antidepressiven Infusionstherapie berichtet. Kielholz u. Adams (1982) sehen die möglichen Vorteile einer Infusionstherapie in pharmakokinetischen Faktoren, einer sicheren Compliance, einem schnellen Wirkungseintritt und Therapieerfolg sowie in psychologischen Faktoren.

Es ist nach wie vor umstritten, ob bei intravenöser Verabreichung eines Antidepressivums eine bessere Wirksamkeit zu erzielen ist als bei oraler Gabe. Die meisten bisher durchgeführten Doppelblindstudien zeigen weder eine therapeutische Überlegenheit noch pharmakokinetische Vorteile einer Infusionstherapie über eine orale antidepressive Therapie.

**Antidepressiva und Schlafentzug**

Der Einsatz von Schlafentzug wird in einem anderen Kapitel dieses Bandes dargestellt (s.

S. 20 f.). Nach der ersten zusammenfassenden Darstellung (Pflug u. Tölle 1971) wurde durch eine ganze Reihe weiterer Studien der therapeutische Effekt des Schlafentzugs bestätigt (Rudolf u. Tölle 1978; Philipp 1978; Fähndrich 1981). Die Kombination von Schlafentzug mit trizyklischen Antidepressiva scheint dem Schlafentzug als Einzelverfahren noch überlegen zu sein (Loosen et al. 1976; Dessauer et al. 1985).

**Monoaminoxydasehemmer**
Monoaminoxydasehemmer haben in der Behandlung depressiver Syndrome ihren gesicherten Platz. Sie werden besonders häufig in der Behandlung atypischer Depressionen eingesetzt (Pare 1985; Quitkin et al. 1979; Tollefson 1983; White u. Simpson 1985). Nach Nies (1984) sind atypische Depressionen vor allem durch eine starke Angstsymptomatik, einen weniger ausgeprägten phasischen Verlauf, eine fehlende oder umgekehrte Tagesrhythmik, eine starke Reizbarkeit, vermehrtes Schlafbedürfnis, Appetit- und Gewichtszunahme sowie starke neurotische und reaktive Züge gekennzeichnet. Neben den atypischen Depressionen gelten auch die therapieresistenten Depressionen als wichtiges Einsatzgebiet für Monoaminoxydasehemmer (Pare 1985; Tollefson 1983).

**Serotoninvorstufen**
Van Praag et al. (1974) und van Praag (1981) berichteten über gute Erfolge in der Behandlung therapieresistenter und chronifizierter Depressionen mit L- und 5-HT-Tryptophan. Diese Befunde konnten von anderen Forschergruppen nicht bestätigt werden (Übersicht bei Beckmann u. Kasper 1983). Vor allem die Behandlung mit L-Tryptophan ist wegen der schlechten Hirngängigkeit besonders schwierig, weshalb verschiedene Kombinationen, u.a. mit Pyridoxin, Nikotinamid und Allopurinol versucht wurden (Übersicht bei Young et al. 1981).

**Kombinationstherapien**
Eine mögliche Behandlungsstrategie therapieresistenter Depressionen liegt in der Kombinationstherapie trizyklischer Antidepressiva mit anderen Psychopharmaka. In einer Übersichtsarbeit stellten Stern u. Mendels (1981) verschiedene Kombinationstherapien in der Behandlung therapieresistenter Depressionen dar: trizyklische Antidepressiva und Monoaminoxydasehemmer, trizyklische Antidepressiva und Schilddrüsenhormone (Trijodthyronin), trizyklische Antidepressiva und Lithium, trizyklische Antidepressiva und Methylphenidat, trizyklische Antidepressiva und Reserpin, trizyklische Antidepressiva und Neuroleptika, trizyklische Antidepressiva und L-Tryptophan.
Von den aufgeführten Kombinationsmöglichkeiten sind vor allem die folgenden bei der Behandlung therapieresistenter Depressionen in Betracht zu ziehen:

Trizyklische Antidepressiva und Monoaminoxydasehemmer
Die Kombination trizyklischer Antidepressiva mit Monoaminoxydasehemmern ist in den letzten Jahren in bezug auf ihre therapeutische Wirksamkeit und das Auftreten von Nebenwirkungen häufig kontrovers diskutiert worden. Theoretische Überlegungen lassen daran denken, daß eine derartige Kombinationsbehandlung zu häufigeren, schnelleren und ausgeprägteren Besserungen in der Behandlung therapieresistenter depressiver Syndrome führt als eine Monotherapie. Goldberg u. Thornton (1978), Sethna (1974), Winston (1971) und Schmauss et al. (1986) haben darauf hingewiesen, daß unter einer Kombinationsbehandlung bei einer Reihe von Patienten, die auf eine antidepressive Monotherapie nicht ansprachen, eine deutliche und durchgreifende Besserung erzielt werden konnte. White et al. (1980), Davidson et al. (1978), Young et al. (1979), Razani et al. (1983) und Schmauss et al. (1986) geben an, daß eine derartige Kombinationsbehandlung – unter bestimmten Kautelen durchgeführt – auch sicher erscheint und mit Ausnahme einer Kombination von selektiven Serotonin wiederaufnahmehemmenden Substanzen mit Monoaminoxydasehemmern

(Marley u. Wozniak 1983; von Oefele et al. 1986; Lader 1983) auch zu keinem gehäuften Auftreten von unerwünschten Arzneimittelwirkungen führt.

Trizyklische Antidepressiva und Lithium
Über die Therapieerfolge mit Lithium liegen einzelne Arbeiten vor (Lingjaerde et al. 1974); die Erfolge von Lithium in der Kombination mit trizyklischen Antidepressiva in der Behandlung therapieresistenter Depressionen sind jedoch weiterhin umstritten (Übersicht bei Schölderle u. Greil 1986).

Trizyklische Antidepressiva und Schilddrüsenhormon (T$_3$)
Auch bei euthyreoten Patienten wurden rasche Besserungen von therapieresistenten Depressionen durch Zugabe von 25–50 µg T$_3$ (L-Trijodthyronin) täglich zu trizyklischen Antidepressiva berichtet (Goodwin 1982; Schwarcz et al. 1984; Targum et al. 1984). Bisher liegen etwa 10 offene und 10 kontrollierte Studien vor. In diesen Studien zeigen 65% der therapieresistenten depressiven Patienten eine Besserung ihres psychischen Befindens auf die zusätzliche Gabe von T$_3$ zu einem trizyklischen Antidepressivum.

Trizyklische Antidepressiva und Neuroleptika
Etwa 70% aller wahnhaften Depressionen, die keine therapeutische Besserung auf trizyklische Antidepressiva ergeben, zeigen einen guten therapeutischen Response auf eine zusätzliche Medikation mit Neuroleptika. Abgesehen von wahnhaften Depressionen scheint die Kombination von Neuroleptika mit Antidepressiva in der Behandlung therapieresistenter Depressionen allerdings keine wesentlichen Vorteile zu zeigen (Möller et al. 1984; Möller et al. 1986).

Trizyklische Antidepressiva oder Monoaminoxydasehemmer und Serotoninvorstufen
L-Tryptophan soll in einer Dosierung von 3–15 g täglich die Wirkung der Monoaminoxydasehemmer bei therapieresistenten De-pressionen verstärken (Coppen 1963; Glassman u. Platman 1969). Walinder et al. (1976) und van Praag et al. (1974) berichteten über einen positiven therapeutischen Effekt einer Kombination von trizyklischen Antidepressiva und Tryptophan, während andere Autoren (Pare 1963; Shaw et al. 1972) dies nicht bestätigen konnten.

**Elektrokrampftherapie**
Die Elektrokrampftherapie stellt in der Behandlung therapieresistenter Depressionen häufig ein erfolgversprechendes Behandlungsverfahren dar (Fink 1980; Ottosson 1987). Nach Sauer u. Lauter (1987b) ist die Elektrokrampfbehandlung als Therapie der zweiten Wahl bei depressiven Syndromen angezeigt, die durch medikamentöse Behandlung nicht ausreichend gebessert werden konnten. Eine übersichtliche Darstellung von Wirksamkeit, Nebenwirkungen, Indikation, Kontraindikation und therapeutischen Techniken der Elektrokrampftherapie geben Sauer u. Lauter (1987a, b).

## Zusammenfassung

Trotz aller Fortschritte in der Depressionsbehandlung bleiben – je nach Definition des Begriffs – 10–30% aller behandelten Depressionen „therapieresistent". Nach Abklärung möglicher Ursachen (falsche Diagnose, mangelnde Compliance, inadäquate Behandlung, Medikamentenwechselwirkungen, psychologische Faktoren) stehen eine Reihe verschiedener Behandlungsmöglichkeiten zur Verfügung. Neben der Kenntnis der Wirksamkeit ist aber auch eine genaue Kenntnis der Nebenwirkungen und Kontraindikationen dieser Behandlungsmöglichkeiten erforderlich. Nur unter genauer Abwägung von Nutzen und Risiko ist eine auf den einzelnen Patienten abgestimmte optimale Behandlung einer therapieresistenten Depression möglich.

## Literatur

*Achte K* (1974) Incurable depressions. Pharmacopsychiatria 7: 169–177

*Ayd FJ jr* (ed) (1983) Treatment resistant depression. Int Drug Ther Newsl 18: 25–28

*Beckmann H, Kasper S* (1983) Serotonin-Vorstufen als Antidepressiva: Eine Übersicht. Fortschr Neurol Psychiatr 51: 176–182

*Beckmann H, Haas S* (1984) Therapie mit Benzodiazepinen: Eine Bilanz. Nervenarzt 55: 111–121

*Berner P, Krypsin-Exner K, Pöldinger W* (1974) Therapy possibilities for therapy resistant depressions. Pharmacopsychiatria 7: 189–193

*Bielski RJ, Friedel RO* (1976) Prediction of tricyclic antidepressant response: A critical review. Arch Gen Psychiatry 33: 1479–1489

*Blackwell B* (1976) Treatment adherence. Br J Psychiatry 129: 513–531

*Burchard JM* (1987) Therapieresistente Depressionen aus klinischer Sicht. In: Burchard JM, Seufert O (Hrsg) Therapieresistente Depressionen. Zuckschwerdt, München, S 1–8

*Coppen A, Shaw DM, Farrell JP* (1963) Potentiation of the antidepressive effect of a monoamine oxidase inhibitor by tryptophan. Lancet I: 79–80

*Davidson J, McLeod M, Law-Yone B, Linnoila M* (1978) A comparison of electroconvulsive therapy and combined phenelzine-amitriptyline in refractory depression. Arch Gen Psychiatry 35: 639–642

*Dessauer M, Goetze U, Tölle R* (1985) Periodic sleep deprivation in drug refractory depression. Neuropsychobiology 13: 111–116

*Fähndrich E* (1981) Effects of sleep deprivation on depressed patients of different nosological groups. Psychiatr Res 5: 277–285

*Faust V, Hole G, Wolfersdorf U* (1986) Die sogenannte therapieresistente Depression. Fortschr Med 104: 465–468

*Fink M* (1980) Convulsive therapy and endogenous depression. Pharmacopsychiatria 13: 49–54

*Glassman AH, Platman SR* (1969) Potentiation of a monoamine oxidase inhibitor by tryptophan. J Psychiat Res 7: 83–88

*Goldberg RS, Thornton WE* (1978) Combined tricyclic-MAO therapy for refractory depression: A review with guidelines for appropriate usage. J Clin Pharmacol 18: 143–147

*Goodwin FK* (1982) Potentiation of antidepressant effects by L-trijodthyronine in tricyclic nonresponders. Am J Psychiatry 139: 34–39

*Heimann H* (1974) Therapy resistant depressions: Symptoms and syndromes. Pharmacopsychiatria 7: 139–144

*Hell D* (1982) Ehen depressiver Menschen. Springer, Berlin Heidelberg New York

*Helmchen H* (1974) Symptomatology of therapy resistant depressions. Pharmacopsychiatria 7: 145–155

*Helmchen H* (1980) Therapeutische und prophylaktische Aspekte in der Depressionsforschung: Standpunkt der Klinik. In: Heimann H, Giedcke H (Hrsg) Neue Perspektiven in der Depressionsforschung. Huber, Bern

*Keller MB, Klerman GL, Lavori PW, Fawcett JA, Coryell W, Endicott J* (1982) Treatment received by depressed patients. JAMA 248: 1848–1855

*Kelly D* (1974) Treatment of resistant depression. Pharmacopsychiatria 7: 199–204

*Kielholz P, Terzani S, Gastpar M* (1978) Behandlung der therapieresistenten Depressionen. Dtsch Med Wochenschr 103: 241–243

*Kielholz P, Adams C* (1982) Antidepressive Infusionstherapie. Thieme, Stuttgart

*Kuhn R* (1957) Über die Behandlung depressiver Zustände mit einem Iminodibenzyl-Derivat (G 22355). Schweiz Med Wochenschr 87: 1135–1140

*Lader M* (1983) Combined use of tricyclic antidepressants and monoamine oxidase inhibitors. J Clin Psychiatry 44: 20–24

*Laux G* (1982) Infusionstherapie bei Depressionen. Hippokrates, Stuttgart

*Laux G* (1983) Die sogenannte therapieresistente Depression. In: Faust V, Hole G (Hrsg) Depressionen. Hippokrates, Stuttgart

*Laux G* (1986) Chronifizierte Depressionen. Enke, Stuttgart

*Lehmann HE* (1974) Therapy resistant depressions – a clinical classification. Pharmacopsychiatria 7: 156–163

*Linden M* (1979) Ratschläge zur antidepressiven Psychotherapie in der Allgemeinpraxis. Dtsch Med Wochenschr 104: 713–716

*Linden M* (1987a) Phase IV Forschung – Antidepressiva in der Nervenarztpraxis. Springer, Berlin Heidelberg New York Tokyo

*Linden M* (1987b) Psychotherapie bei depressiven Erkrankungen, speziell endogenen Depressionen. In: Kisker KP, Lauter H, Meyer JE, Müller C, Strömgren J (Hrsg) Psychiatrie der Gegenwart, Bd 5: Affektive Psychosen. Springer, Berlin Heidelberg New York Tokyo, S 387–402

*Lingjaerde O, Edlund AH, Gormsen CA et al.* (1974) The effects of lithium carbonate in combination with tricyclic antidepressants in endogenous depression. A doubleblind multicenter trial. Acta Psychiat Scand 50: 233–242

*Loosen PT, Merkel U, Amelung U* (1976) Combined sleep deprivation and clomipramine in primary depression. Lancet II: 156–157

*Marley E, Wozniak KM* (1983) Clinical and experimental aspects of interactions between amine oxidase inhibitors and amine reuptake inhibitors. Psychol Med 13: 735–749

Michel K (1986) Suizide and Suizidversuche: Könnte der Arzt mehr tun? Schweiz Med Wochenschr 116: 770–774

Modestin J (1987) Suizid in der psychiatrischen Klinik. Enke, Stuttgart

Möller HJ, Kissling W, Herberger B, Kuss HJ (1984) Kontrollierte Studie über die möglichen Vorteile einer Kombinationstherapie mit Clomipramin und Haloperidol bei endogen Depressiven. Pharmacopsychiatria 17: 29–33

Möller HJ, Kissling W, Herberger B, Binz U, Wendt G, Spahn H (1986) Controlled trial on the possible advantages of a combined therapy with maprotiline and haloperidol in endogenous depression. Pharmacopsychiatria 19: 362–364

Morris JB, Beck AT (1974) The efficacy of antidepressant drugs. A review of research (1958–1972). Arch Gen Psychiatry 30: 667–674

Nies A (1984) Differential response patterns to MAO-inhibitors and tricyclics. J Clin Psychiatry 45: 70–77

Oefele K von, Grohmann R, Rüther E (1986) Adverse drug reactions in combined tricyclic and MAOI therapy. Pharmacopsychiatria 19: 243–244

Ottosson JO (1987) Elektrokrampftherapie. In: Kisker KP, Lauter H, Meyer JE, Müller C, Strömgren J (Hrsg) Psychiatrie der Gegenwart, Bd 5: Affektive Psychosen. Springer, Berlin Heidelberg New York Tokyo, S 343–367

Pare CMB (1963) Potentiation of monoamine oxydase inhibitors by tryptophan. Lancet II: 527–528

Pare CMB (1985) The present status of monoamine oxidase inhibitors. Br J Psychiatry 146: 576–584

Pflug B, Tölle R (1971) Disturbances of the 24 rhythm in endogenous depression by sleep deprivation. Int Pharmakopsychiat 6: 187–196

Philipp M (1978) Depressionsverlauf nach Schlafentzug. Nervenarzt 49: 120–123

Pichot P (1974) Therapy resistant depressions. Methodological problems. Pharmacopsychiatria 7: 80–84

Pöldinger W, Alac S, Krebs-Roubicek E (1982) Zur Behandlung therapierefraktärer Depressionen. In: Kielholz P, Adams C (Hrsg) Antidepressive Infusionstherapie. Thieme, Stuttgart

Praag HM van (1974) Therapy resistant depressions: Biochemical and pharmacological considerations. Psychother Psychosom 23: 169–178

Praag HM van, van de Burg W, Bos ERH, Dols LCW (1974) 5-Hydroxytryptophan in combination with clomipramine in „therapyresistant" depression. Psychopharmacologia 38: 267–269

Praag HM van (1981) Management of depression with serotonin precursors. Biol Psychiatry 16: 291–308

Quitkin FM, Rifkin A, Klein DF (1979) Monoamine oxidase inhibitors: A review of antidepressant effectiveness. Arch Gen Psychiatry 36: 749–760

Quitkin FM (1985) The importance of dosage in prescribing antidepressants. Br J Psychiatry 147: 593–597

Raskin A (1974) A guide for drug use in depressive disorders. Am J Psychiatry 131: 181–185

Razani J, White K, White J, Simpson G, Sloane RB, Rebal R, Palmer R (1983) The safety and efficacy of combined amitriptyline and tranylcypromine antidepressant treatment. Arch Gen Psychiatry 40: 657–661

Reimer F (1977) Chronisch psychisch krank – Artefakt oder Krankheit? Thieme, Stuttgart

Rudolf GHE, Tölle R (1978) Sleep deprivation and circadian rhythm in depression. Psychiatr Clin (Basel) 11: 198–212

Sauer H, Lauter H (1987a) Elektrokrampftherapie I. Wirksamkeit und Nebenwirkungen. Nervenarzt 58: 201–209

Sauer H, Lauter H (1987b) Elektrokrampftherapie II. Indikationen, Kontraindikationen und therapeutische Technik. Nervenarzt 58: 210–218

Schatzberg AF, Cole JO, Cohen BM, Altesman RI, Sniffin CM (1983) Survey of depressed patients who failed to respond to treatment. In: Davis JM, Maas JW (eds) The affective disorders. American Psychiatric Press Inc, Washington, D.C.

Schmauss M (1986) Nutzen und Risiken der Therapie mit Antidepressiva. MMW 128: 191–194

Schmauss M, Kapfhammer HP, Meyr P, Hoff P (1986) Combined MAO-Inhibitor and tricyclic antidepressant treatment in therapy resistant depression. Pharmacopsychiatria 19: 251–252

Schölderle M, Greil W (1986) Behandlung der akuten Depression mit Lithium. In: Müller-Oerlinghausen B, Greil W (Hrsg) Die Lithiumtherapie. Springer, Berlin Heidelberg New York Tokyo

Schuckit MA, Feighner JP (1972) Safety of high dose tricyclic antidepressant therapy. Am J Psychiatry 128: 1456–1459

Schwarcz G, Halaris A, Baxter L, Escobar J, Thompson M, Young M (1984) Normal thyroid function in desipramine nonresponders by the addition of L-trijodothyronine. Am J Psychiatry 141: 1614–1616

Sethna ER (1974) A study of refractory cases of depressive illness and their response to combined antidepressant treatment. Br J Psychiatry 124: 265–272

Shaw DM, Johnson AL, MacSweeney DA (1972) Tricyclic antidepressants and tryptophan in unipolar affective disorders. Lancet II: 1245

*Shaw DM* (1977) The practical management of affective disorders. Br J Psychiatry 130: 432–451

*Shopsin B, Cassano GB, Conti L* (1981) An overview of new „second generation" antidepressant compounds: Research and treatment implications. In: Enna SJ, Malick JB, Richelson E (eds) Antidepressants: Neurochemical, behavioral and clinical perspectives. Raven Press, New York, pp 219–251

*Stern SL, Mendels J* (1981) Drug combinations in the treatment of refractory depression: A review. J Clin Psychiatry 42: 368–373

*Targum SD, Greenberg RD, Harmon RL, Kessler K, Salerian AJ, Fram DH* (1984) Thyroid hormone and the TRH stimulation test in refractory depression. J Clin Psychiatry 45: 345–346

*Tollefson GD* (1983) Monoamine oxidase inhibitors: A review. J Clin Psychiatry 44: 280–288

*Walinder J, Skott A, Carlsson A et al.* (1976) Potentiation of the antidepressant action of clomipramine by tryptophan. Arch Gen Psychiatry 33: 1384–1389

*White K, Pistole T, Boyd J* (1980) Combined monoamine oxidase inhibitor tricyclic antidepressant treatment: A pilot study. Am J Psychiatry 137: 1422–1425

*White K, Simpson G* (1985) Should the use of MAO inhibitors be abandoned. Integr Psychiatry 3: 34–45

*Winston F* (1971) Combined antidepressant therapy. Br J Psychiatry 118: 301–304

*Woggon B* (1987) Pharmakotherapie affektiver Psychosen. In: Kisker KP, Lauter H, Meyer JE, Müller C, Strömgren J (Hrsg) Psychiatrie der Gegenwart, Bd 5: Affektive Psychosen. Springer, Berlin Heidelberg New York Tokyo, S 273–326

*Young JPR, Lader MH, Hughes WC* (1979) Controlled trial of trimipramine, monoamine oxidase inhibitors, and combined treatment in depressed outpatients. Br Med J II: 1315–1317

*Young SN, Chouinard G, Annable L* (1981) Tryptophan in the treatment of depression. Arch Exp Med Biol 133: 727–737

## Diskussion

**Beck:** Ich zweifle keineswegs die Ergebnisse an, die in diesem ganzen von Ihnen dargestellten Arsenal an Kombinationsmöglichkeiten gefunden worden sind. Ich meine aber, daß man unter den Belangen des niedergelassenen Arztes diskutieren sollte, was tatsächlich für die Praxis empfohlen werden kann. Zumindest zwei der von Ihnen genannten Kombinationsmöglichkeiten sind mir spontan als problematisch aufgefallen. Einmal ist es die Empfehlung der Kombination von trizyklischen Antidepressiva mit Trijodthyronin. Hierzu kann ich mich an Diskussionen mit Endokrinologen erinnern, die in der Substitutionstherapie mit Schilddrüsenhormonen eher dem $T_4$ den Vorzug gegeben haben, um in der Peripherie die physiologische Konversion von $T_4$ zu $T_3$ vonstatten gehen zu lassen, da sie erhebliche Probleme in der Steuerbarkeit des $T_3$ mit gravierenden Nebenwirkungen gesehen haben. Zum anderen finden Sie in jedem Beipackzettel eines Antidepressivums, daß MAO-Hemmer 14 Tage vorher abgesetzt werden müssen, so daß ich für die niedergelassene Praxis große Probleme in Ihrer Empfehlung sehe, nun MAO-Hemmer mit Antidepressiva bei therapieresistenten Depressionen einzusetzen. Welche Behandlungsmöglichkeiten halten Sie für den niedergelassenen Praktiker geeignet und welche Kombinationsmöglichkeiten sollten der Klinik vorbehalten sein?

**Schmauss:** Ich glaube, daß das Umsetzen auf ein Antidepressivum einer ganz anderen biochemischen und pharmakologischen Struktur zunächst der erste Schritt ist, der bei Patienten durchgeführt werden sollte, die auf ein bestimmtes Antidepressivum nicht ansprechen. Auch bin ich der Meinung, daß der Hausarzt eine Monotherapie mit einem MAO-Hemmer und ebenfalls – um die Compliance zu verbessern – eine Infusionstherapie durchführen könnte.

Ich gebe Ihnen recht, daß bestimmte Kombinationstherapien zumindest in der Hand des niedergelassenen Nervenarztes bleiben sollten, und dazu würde ich auch sicherlich die Kombination von trizyklischen Antidepressiva mit MAO-Hemmern rechnen. Was die Kombination von trizyklischen Antidepressiva und Schilddrüsenhormonen anbetrifft, bin ich anderer Meinung. Ich glaube, daß auch ein niedergelassener Arzt diese Kombination adäquat durchführen könnte. Darüber hinaus halte ich eine Kombination von trizyklischen Antidepressiva mit Tryptophan bei niedergelassenen Nicht-Nervenärzten für durchführbar. Dies wäre eine Kombinationsmöglichkeit, die mir noch als relativ sicher erscheint.

**Kissling:** Ich möchte noch einmal betonen, daß häufig keine echten Therapieversager vorliegen, sondern lediglich eine inadäquate Behandlung. Auch heute werden trizyklische Antidepressiva leider häufig unterdosiert oder das Präparat wird nach Eintreten einer Besserung zu früh wieder abgesetzt. Häufig wird vom Praktiker ein Antidepressivum auch zu lange weitergegeben, bis auf ein anderes Präparat gewechselt wird. Auch beim Präparatewechsel wird oft nicht beachtet, ein Antidepressivum mit einem anderen Wirkspektrum bzw. einer anderen pharmakologischen Struktur einzusetzen. Eine wichtige auch beim Praktiker durchführbare Strategie bei therapieresistenten Depressionen ist m. E. die Kombination mit Lithium. Hinsichtlich der Kombination mit einem Schilddrüsenhormon vertrete ich ebenfalls die Auffassung von Herrn Schmauss, daß sie auch für die Praxis des Allgemeinarztes empfohlen werden kann. Das $T_3$ wird ja nur über 2–3 Wochen und in einer niedrigen Dosis von 25 µg gegeben, so daß ich glaube, daß hier keine nennenswerten Nebenwirkungen auftreten.

**Schmauss:** Es ist sicher sehr wichtig, bei jedem Patienten, der auf eine Antidepressivabehandlung nicht anspricht, eine Ursachenforschung zu betreiben und abzuklären, ob die Dosierung hoch genug und die Behandlungsdauer lang genug war. Auch sollte noch einmal die Diagnose überdacht und ggf. auch nach psychologischen Faktoren gefahndet werden, die zu einem Fortbestehen des depressiven Syndroms führen könnten, und alle Möglichkeiten ausgeschöpft werden, die Compliance zu überprüfen. Bevor ein trizyklisches Antidepressivum wegen Unwirksamkeit abgesetzt wird, soll es m. E. min-

destens 4 Wochen in ausreichender Dosierung – auch unter ambulanten Bedingungen bis zu 150 mg – verabreicht werden. Erst danach sollten Kombinationsmöglichkeiten in Erwägung gezogen werden.

**Wörz:** Wenn ein depressives Syndrom auf ein trizyklisches Antidepressivum nicht reagiert, ist es naheliegend, risikoarme Kombinationsmöglichkeiten zu empfehlen, wie z. B. zwei trizyklische Antidepressiva oder die zusätzliche Gabe von L-Tryptophan. Meine Frage hierzu heißt, welche Kombinationen sind der Monotherapie wissenschaftlich erwiesen überlegen? Was kann man den Allgemeinärzten empfehlen?

**Schmauss:** Was die Kombination zweier Antidepressiva anbetrifft, so gibt es bisher – soweit ich weiß – keine sorgfältig durchgeführte Doppelblindstudie, die die Überlegenheit der Kombinationstherapie gegenüber der Monotherapie bewiesen hat. Eine solche Überlegenheit würde ich auch vom pharmakologischen Standpunkt her nicht erwarten. Ich halte es für wenig sinnvoll, zwei Substanzen miteinander zu kombinieren, die im Organismus durch Demethylierung zu aktiven Desmethylmetaboliten verstoffwechselt werden (z. B. Amitriptylin in Nortriptylin, Imipramin in Desmethylimipramin oder Clomipramin in Desmethylclomipramin). Damit liegen nach Gabe eines trizyklischen Antidepressivums im Serum schon zwei Substanzen vor, die sowohl das noradrenerge als auch das serotonerge System beeinflussen. Ich würde aufgrund dieser Überlegung nicht erwarten, daß in einer Studie eine derartige Überlegenheit der Kombination über die Monotherapie gefunden würde. Die Kombination von Antidepressiva mit Tryptophan oder 5-Hydroxy-Tryptophan ist von etlichen Autoren als nicht wirksamer im Vergleich zur Monotherapie angesehen worden; in einigen neueren Arbeiten wird allerdings über eine höhere Wirksamkeit dieser Kombination berichtet (Praag et al. 1974b; Walinder et al. 1976, s. S.35). Es gibt unter all diesen Kombinationsmöglichkeiten m. E. keine Therapie, die in einer genügenden Anzahl von Doppelblindstudien als deutlich oder eindeutig überlegen angesehen werden kann. Nach dem bisherigen Kenntnisstand scheint mir jedoch die Kombination von trizyklischen Antidepressiva mit MAO-Hemmern noch am besten zu wirken. Ebenfalls scheint eine Kombination mit Lithium und dem $T_3$ wirksamer als die Monotherapie zu sein, so daß man nur diese drei Kombinationen, die sich als die effizientesten erwiesen haben, empfehlen könnte. Leider muß man unter diesen Kombinationen mit den meisten Nebenwirkungen rechnen, so daß sie deshalb für die Praxis nur bedingt geeignet sind.

**Rüther:** Sie würden also diese Kombination für den praktischen Arzt nicht empfehlen?

**Schmauss:** Die Kombination trizyklischer Antidepressiva mit MAO-Hemmern würde ich für die Praxis nicht empfehlen.

**Götze:** Ich möchte noch einmal darauf hinweisen, daß sich hinter einer sog. „therapieresistenten Depression" auch eine chronische Depression verbergen kann. Darüber hinaus will ich noch einmal den von Herrn Schmauss erwähnten Aspekt der psychologischen Faktoren, die eine Depression unterhalten können, näher beleuchten. Wir haben in letzter Zeit viele Frauen erlebt, die unserer Meinung nach pharmakologisch gut eingestellt waren, die jedoch auf die psychopharmakologische Behandlung nicht angesprochen haben. Bei diesen Patientinnen lagen eine Reihe von psychologischen bzw. psychosozialen Faktoren vor, die sich aus der Familiensituation, aus situativen Bedingungen am Arbeitsplatz oder auch aus persönlichen Ressourcen ergeben haben und die es für den Patienten überhaupt nicht „lohnend" machten, aus dem depressiven Rollenverhalten herauszukommen und die Krankheit aufzugeben. Es ist immer wieder erstaunlich, welche Kraft aufgebracht wird, um sich gegen die Psychopharmakawirkung durchzu-

setzen. Wenn man diesen psychologischen Hintergrund in solchen Fällen nicht ebenfalls mit einbezieht, habe ich die Befürchtung, daß man die Psychopharmaka auch überstrapaziert, indem man immer wieder neue Variationen an Kombinationsmöglichkeiten durchzuführen versucht und der Patient seine Mitarbeit versagt.

**Maier:** Würden Sie es zur Feststellung der Therapieresistenz für notwendig erachten, eine Plasmaspiegelkontrolle durchzuführen?

**Schmauss:** Bevor weitere Maßnahmen ergriffen werden, sollten in ausgewählten Fällen sicherlich Plasmaspiegelbestimmungen durchgeführt werden. Es gibt ja inzwischen viele Labors, die trizyklische Antidepressiva im Plasma analysieren können.

**Maier:** Nach Ihrer Empfehlung sollte man ein Antidepressivum wechseln, wenn der Patient nach 4 Wochen nicht auf die Behandlung angesprochen hat. Insbesondere die New Yorker Gruppe um Quitkin empfiehlt, daß es unbedingt notwendig ist, 6 Wochen bis zur Entscheidung über einen Response oder Non-Response verstreichen zu lassen. In einer neueren Arbeit wird sogar eine 12wöchige Behandlung empfohlen, bis auf ein anderes Antidepressivum umgestellt werden sollte. Welche Erfahrungen haben Sie hierzu gemacht?

**Schmauss:** Ich würde vorschlagen, daß Patienten 4–6 Wochen behandelt werden sollten, und ich würde aus den Ergebnissen, die Herr Laakmann aus unserer Klinik in Ambulantstudien gewonnen hat [Laakmann, G., Blaschke, D., Hippius, H., Messerer, D. (1986) Wirksamkeits- und Verträglichkeitsvergleich von Alprazolam gegen Amitriptylin bei der Behandlung von depressiven Patienten in der Praxis des niedergelassenen Allgemein- und Nervenarztes. In: Hippius, H. et al. (Hrsg.), Benzodiazepine – Rückblick und Ausblick. Springer, Berlin Heidelberg New York Tokyo, S. 139–147], gerade bei ambulanten Patienten, eher 6 Wochen behandeln, um über die Effizienz des Antidepressivums entscheiden zu können.

**Kissling:** Zu den Untersuchungen der Arbeitsgruppe von Quitkin ist zu sagen, daß in diese Studien ambulante und leichter depressive Patienten einbezogen wurden. Ich glaube, daß es für die endogene Depression nicht sinnvoll ist, 6–12 Wochen das gleiche Antidepressivum zu geben.

**Maier:** In einigen Arbeiten über die positive Wirkung einer zusätzlichen Gabe von Lithium wird berichtet, daß sich in der Regel schon innerhalb der ersten 2–3 Tage ein Response einstellt; innerhalb dieser kurzen Zeitspanne kann also festgestellt werden, ob ein Patient auf diese Kombinationstherapie reagiert oder nicht. Decken sich diese Beobachtungen mit Ihrer Erfahrung? Wenn dieser Effekt tatsächlich in dieser Weise eintreten würde, könnte man die Wirksamkeit dieser Kombinationstherapie innerhalb sehr kurzer Zeit prüfen, so daß man diese Kombinationstherapie als Methode der ersten Wahl empfehlen könnte.

**Kissling:** Wir haben zu dieser Frage etwa 60 Studien analysiert [Kissling, W. (1986) Lithium as an Antidepressant. Int. J. Neurosc. 31 (1–4) 120; Kissling, W. (1988) Lithium als akut wirksames Antidepressivum. In Vorbereitung]. Darunter waren auch einige sehr sorgfältig durchgeführte Studien einer kanadischen Arbeitsgruppe [de Montigny, C. et al. (1983) Lithium Carbonate in Tricyclic Antidepressant – Resistant Unipolar Depression. Arch. Gen. Psychiatry 40, 1327–1334], die diesen Effekt eines sehr raschen Wirkungseintrittes beobachtet haben. Wurde Lithium wieder abgesetzt, kam es bei diesen Patienten zu einem depressiven Rückfall. Wenn man aber die Ergebnisse aller 60 Studien in ihrer Gesamtheit betrachtet, ist die Wirklatenz der Kombination mit Lithium vergleichbar mit der Latenz bei den Antidepressiva, also 1–3 Wochen.

**Beck:** Wir haben in der Vergangenheit verschiedentlich in kontrollierten Studien versucht – auch im Vergleich der Infusion zur oralen Gabe –, eine Beziehung herzustellen zwischen den gefundenen Plasmaspiegeln von Doxepin und Desmethyldoxepin und der therapeutischen Wirkung. Es ist uns nicht gelungen, eine entsprechende Korrelation zu finden, so daß wir aufgrund dieser Ergebnisse Plasmaspiegelbestimmungen nur zur Compliancekontrolle empfehlen können. Ist es Ihrer Meinung nach möglich, zu sagen, daß ein bestimmter Spiegel ein eindeutiges Indiz der Unterdosierung und damit logischerweise kausal verknüpft mit der Therapieresistenz ist oder ist es wirklich nur so, daß man damit überprüfen kann, ob der Patient compliant war im Sinne der Medikamenteneinnahme?

**Schmauss:** Es liegen Hunderte von Studien vor, in denen versucht wurde, eine Korrelation zwischen dem therapeutischen Erfolg und dem Plasmaspiegel zu finden. Nach den Ergebnissen dieser Untersuchungen muß man eindeutig sagen, daß es nicht möglich ist, einen Zusammenhang zwischen therapeutischer Besserung und Plasmaspiegel herzustellen. Ich glaube jedoch schon, daß man anhand des Plasmaspiegels in der Lage ist, zumindest eine Aussage darüber zu treffen, ob der Patient nun wirklich zu niedrig dosiert ist bzw. daß sich Nebenwirkungen durch sehr hohe Konzentrationen erklären lassen. Daß es eine exakte Dosis-Wirkungs-Relation im Sinne eines therapeutischen Fensters gibt, kann man sicherlich heutzutage nicht mehr befürworten. Bei uns in der Klinik geben wir die Plasmaspiegelgrenze für den Beginn des therapeutischen Bereiches mit 50 ng für die Muttersubstanz (+aktiver Metabolit: 100 ng) an; bei niedrigeren Konzentrationen liegt wahrscheinlich eine Unterdosierung vor.

**Beck:** Gibt es nicht auch Ergebnisse, die bei Therapieresistenz relativ hohe, ja sogar extrem hohe Antidepressiva-Serumspiegel gezeigt haben?

**Schmauss:** Diese Beobachtungen sind durchaus gemacht worden, allerdings läßt sich nach dem vorliegenden Datenmaterial keine eindeutige Aussage treffen, ob eine Therapieresistenz häufig durch eine zu hohe Dosis induziert wird. Es gibt auch eine Reihe von Mitteilungen, nach denen durch eine Steigerung der Medikation auf über 150 mg hinaus noch eine zusätzliche therapeutische Wirksamkeit erzielt wurde. Insofern widersprechen sich da die bisherigen Literaturangaben. Man kann sicherlich keine einheitlichen Richtlinien daraus ableiten.

**Hippius:** Auch wir haben in umfangreichen Untersuchungen keine Korrelation zwischen Plasmaspiegel und Wirkung gefunden und sehen heute nur noch einige Indikationen, bei denen wir Antidepressiva-Plasmaspiegel bestimmen. Hierzu gehört die Überprüfung der Compliance sowie grundsätzlich bei therapieresistenten Depressionen. Wir haben bei therapieresistenten Patienten Beobachtungen gemacht, daß sie im Plasmaspiegel sehr niedrig liegen können, obwohl sie z.B. 150 mg Doxepin erhalten. Die Gründe hierfür sind nicht geklärt.

Hier ist es sicher gerechtfertigt, die orale Dosis weiter bis z.B. auf 300 mg zu erhöhen. Andererseits kann man aber auch bei therapieresistenten Patienten feststellen, daß die Antidepressivakonzentrationen im oberen Spiegelbereich liegen. Ein solcher Befund wäre bei diesen Patienten wenigstens ein Hinweis, daß eine weitere Erhöhung der Dosis eher nicht gerechtfertigt ist.

Könnten Sie noch einmal Stellung nehmen, wie man bei dieser kleinen Gruppe an therapieresistenten Depressionen, die chronisch verlaufen und sehr kurze manische Phasen haben, vorgehen soll? Auch ist die Kombination mit Benzodiazepinen noch nicht angesprochen worden. Wenn auch diese Kombination bisher zu wenig untersucht wurde, gibt es doch einige klinische Erfahrungen, daß man in dieses Spektrum an Kombinationsmöglichkeiten evtl. auch die Benzodiazepine miteinbeziehen soll. Bezüglich der Therapieresistenz haben Sie uns einige Definitionen vorgeführt. Meines Erachtens sollte man dazu raten, eine Therapieresistenz nicht nur nach diesen Definitionen zu klassifizieren, sondern sich bei diesen Patienten die Mühe zu machen, eine genaue Beschreibung der Vorbehandlungen mit genauer Dosierung und Therapiedauer der letzten 2 Jahre anzufertigen. Häufig ist es möglich, aus einer solchen Übersicht Informationen zu erhalten, welche therapeutischen Maßnahmen noch nicht getroffen worden sind, aber auch Informationen über mögliche Ursachen der Therapieresistenz, wie z.B. eine pharmakogene Depression.

**Schmauss:** Zu Ihrer ersten Frage der Behandlung von langdauernden Depressionen mit kurzen manischen Phasen möchte ich folgendes sagen: Hier sollte ja die Gabe von Antidepressiva möglichst vermieden werden. Diese Patienten würde ich mit einem Medikament behandeln, das in meinem Vortrag nicht angeführt wurde, mit dem man aber auch in der Depressionsbehandlung relativ gute Erfolge erzielt hat, nämlich mit Clozapin. Auch ich habe etliche depressive Patienten mit gutem Erfolg mit 25–75 mg Clozapin behandelt, wobei ich jedoch darauf hinweisen möchte, daß aufgrund des Agranulozytoserisikos entsprechende Kautelen – wie sie im Beitrag von Frau Grohmann genannt werden (s. S. 61 f.) – beachtet werden müssen.

Zu der Kombination von trizyklischen Antidepressiva mit Benzodiazepinen gibt es meines Wissens nach keine Studien, die die antidepressive Effektivität einer derartigen Kombinationsbehandlung im Vergleich zur Monotherapie bei depressiven Patienten untersucht hätten. Es ist jedoch durchaus vorstellbar, daß z.B. mit dem neueren Anxiolytikum Alprazolam, dem eine gewisse antidepressive Wirksamkeit nachgesagt wird, in der Kombination mit einem Antidepressivum ein zusätzlicher antidepressiver Effekt zu erzielen wäre. Ich selbst habe allerdings keine Erfahrungen und auch in der Literatur bisher keine diesbezüglichen Studienergebnisse gefunden.

**Merksätze für die Praxis zum Thema:**

DIE THERAPIE DER „THERAPIERESISTENTEN"
DEPRESSION

1. Therapieresistenz beschreibt das Nichtansprechen eines Patienten auf eine bestimmte Behandlungsmethode. Sollte in der ambulanten Therapie ein Patient innerhalb von einem Monat auf eine Antidepressiva-Behandlung nicht genügend angesprochen haben, ist eine mögliche „Therapieresistenz" vom Nervenarzt abzuklären.

2. Die wichtigsten Ursachen für eine therapieresistente Depression sind falsche Diagnose, mangelnde Compliance, inadäquate Behandlung (z.B. zu niedrige Antidepressiva-Dosis) und psychologische Faktoren.

3. Unter fachärztlicher Begleitung sind folgende Behandlungsmöglichkeiten therapieresistenter Depressionen gegeben: Absetzen oder Hochdosierung von Antidepressiva, antidepressive Infusionstherapie, Schlafentzugsbehandlung, Behandlung mit MAO-Hemmern oder Serotoninvorstufen, Kombinationsbehandlung und schließlich Elektrokrampftherapie.

4. Neben der Kenntnis der Wirksamkeit ist auch eine genaue Kenntnis der Nebenwirkungen und Kontraindikationen dieser Behandlungsmöglichkeiten erforderlich. Nur unter genauer Abwägung von Nutzen und Risiko ist eine auf den einzelnen Patienten abgestimmte optimale Behandlung einer therapieresistenten Depression möglich.

# Langzeittherapie affektiver Erkrankungen

*W. Kissling*

Obwohl der Übergang in der Praxis oft fließend ist, empfiehlt es sich aus prinzipiellen und didaktischen Gründen bei der Langzeittherapie zwischen einer *Erhaltungstherapie* und einer *Rezidivprophylaxe* zu unterscheiden: Bei der Erhaltungstherapie wird nach Remission der akuten Symptomatik *die* Medikation weitgehend unverändert weitergegeben, unter der die aktuelle Symptomatik sich zurückgebildet hat. Es handelt sich also um eine symptomsuppressive Behandlung, bei der die Symptome eines *fortbestehenden* Krankheitsprozesses unterdrückt werden sollen.

Die Rezidivprophylaxe im engeren Sinne dagegen findet im *krankheitsfreien* Intervall statt und soll das Auftreten *zukünftiger* Krankheitsphasen verhindern. Zwischen beiden Behandlungsformen bestehen jedoch fließende Übergänge, da die akut symptomsuppressiv wirksamen Medikamente auch prophylaktisch wirken und umgekehrt bei der praktischen Behandlung auch kaum durch einen Absetzversuch festgestellt werden kann, ob die aktuelle Phase bereits abgeklungen ist.

Für eine medikamentöse Langzeittherapie kommen hauptsächlich die affektiven und schizoaffektiven Psychosen in Frage. Bei neurotischen oder reaktiven Störungen stellen psychotherapeutische Maßnahmen die Therapie erster Wahl dar; bei schweren, chronifizierten neurotischen Depressionen kommt eine Kombination von medikamentöser und psychotherapeutischer Behandlung in Frage (zu Einzelheiten dieser Abgrenzung s. Geiselmann, 1987, 1. Psychiatrische Gespräche am Gasteig).

## Erhaltungstherapie

Mehrere kontrollierte Studien (Prien u. Kupfer 1986) zeigen, daß auch nach Abklingen der akuten depressiven Symptomatik die antidepressive Medikation noch für 4–5 Monate weitergeführt werden sollte, um ein Wiederauftreten der depressiven Symptome zu verhindern. Das Antidepressivum, unter dem die aktuelle Remission erreicht wurde, sollte annähernd so hoch wie bei der Akutbehandlung dosiert werden (d. h. z. B. für die meisten Trizyklika 75–150 mg täglich). Wenn nach der akuten Remission leichtere depressive Symptome weiterbestehen, unterstreicht dies die Notwendigkeit einer Erhaltungstherapie. Bei insgesamt chronifiziertem Krankheitsverlauf kommt eine Erhaltungstherapie über 6 Monate hinaus in Frage.

Bei manischen Phasen empfiehlt sich ein vergleichbares Procedere (d. h. eine Erhaltungstherapie mit Neuroleptika, evtl. Lithium), obwohl bis jetzt hierzu kaum wissenschaftliche Untersuchungen vorliegen.

## Rezidivprophylaxe

Bei den affektiven Psychosen ist eine Rezidivprophylaxe deshalb indiziert, weil bei dieser Erkrankung typischerweise mit phasenhaft wiederauftretenden Rezidiven gerechnet werden muß. Auch das große Suizidrisiko in dieser Krankheitsgruppe (ca. 10% der Patienten mit unipolarer endogener Depression suizidieren sich im Verlauf ihrer Erkrankung) unterstreicht die Notwendigkeit einer vorbeugenden Behandlung.

Ob im Einzelfall eine Rezidivprophylaxe indiziert ist, hängt hauptsächlich davon ab, mit welcher Wahrscheinlichkeit und wie häufig bei diesem Einzelfall in den nächsten Jahren ein erneutes Rezidiv zu erwarten ist. Generell wird eine derartige Rezidivprophylaxe heute dann als indiziert erachtet, wenn in den nächsten 5 Jahren mindestens 2 weitere Krankheitsphasen auftreten würden. Dieses Rückfallrisiko läßt sich mit ausreichender Genauigkeit unter Zugrundelegung des bisherigen Krankheitsverlaufs des individuellen Patienten abschätzen. Aus über 20jährigen Verlaufsuntersuchungen an einer großen Zahl Patienten mit affektiven Psychosen (Angst 1981) haben sich die folgenden, inzwischen allgemein anerkannten Kriterien für die Indikationsstellung zu einer medikamentösen Rezidivprophylaxe ergeben:

Ein Patient soll rezidivprophylaktisch behandelt werden, wenn er außer der aktuellen Krankheitsphase innerhalb eines gewissen anamnestischen Zeitraums noch mindestens *eine weitere* Krankheitsphase erlebt hat, und zwar bei:

1. unipolaren endogenen Depressionen innerhalb von 5 Jahren,
2. bipolaren Psychosen innerhalb von 4 Jahren,
3. schizoaffektiven Psychosen innerhalb von 3 Jahren.

Bei diesen Zeitangaben wird das Jahr der aktuellen Erkrankung mitgezählt.

Selbstverständlich muß bei der Indikationsstellung außer diesen globalen Kriterien die individuelle Situation des jeweiligen Patienten berücksichtigt werden, wobei insbesondere Schwere und Dauer der bisher durchgemachten Phasen, deren soziale Konsequenzen und die Motivationslage des Patienten berücksichtigt werden müssen. Die wirksamste und am besten untersuchte Form der Rezidivprophylaxe affektiver Psychosen ist die Lithiummedikation, die im folgenden näher beschrieben werden soll. In diesem Rahmen können dabei nur die wichtigsten Punkte skizziert werden. Der darüber hinaus interessierte Arzt wird auf die ausgezeichnete Monographie von Müller-Oerlinghausen u. Greil (1986) bzw. auf die auch für Patienten verständliche Kurzinformation von Schou (1980) verwiesen.

## Wirksamkeit der Lithiumprophylaxe

Der Spontanverlauf affektiver Psychosen wird durch Lithium bei fast 80% der Patienten dahingehend modifiziert, daß entweder völlige Rezidivfreiheit oder zumindest eine deutliche Reduzierung der Phasenhäufigkeit bzw. des Schweregrads der Symptomatik erreicht wird. Diese rezidivprophylaktische Wirksamkeit ist mittlerweile durch zahlreiche kontrollierte Studien ausreichend gut belegt (Zusammenfassung s. Greil u. Schölderle 1986). Eine Zusammenfassung dieser Studien durch Schou (1978) zeigt, daß unter Lithium nur ca. 20% der Patienten mit uni- und bipolaren affektiven Psychosen innerhalb eines Jahres ein Rezidiv erleiden, während dies unter Placebo bei immerhin ca. 70% der Patienten der Fall ist.

## Kontraindikationen und Nebenwirkungen

Die wichtigsten absoluten und relativen Kontraindikationen für eine Lithiumbehandlung sind in Tabelle 1 aufgeführt. Der Nierenfunktion kommt im Rahmen einer Lithiumbehandlung eine besondere Bedeutung zu, da Lithium einerseits über die Niere ausgeschieden wird, andererseits selbst auf die Nierenfunktion derart einwirkt, daß es zu einer verringerten renalen Konzentrationsfähigkeit und somit zu einem Diabetes-insipidus-artigen Zustand kommt. Da es bei einer eingeschränkten Nierenfunktion zu einem

Anstieg des Lithiumserumspiegels bis hin zur Lithiumintoxikation kommen kann, sind diese Parameter vor und während einer Lithiumbehandlung regelmäßig zu kontrollieren. Relevante irreversible morphologische Nierenschädigungen – die aufgrund einiger Einzelfalluntersuchungen vermutet worden waren – ließen sich in sorgfältig kontrollierten Studien nicht nachweisen. Wenn unter Lithium eine natriumarme Diät durchgeführt wird oder Diuretika gegeben werden, kann es durch eine gesteigerte Lithiumrückresorption in der Niere zu toxischen Lithiumserumspiegeln kommen. Im Falle einer Narkose sollte Lithium ca. 2 Tage vorher abgesetzt werden, da durch die präoperative Flüssigkeitskarenz der Lithiumserumspiegel in toxische Bereiche steigen kann und auch eine Interaktion von Lithium mit Muskelrelaxanzien beschrieben wird. Postoperativ kann Lithium sofort wieder in der bisher gegebenen Dosis weitergegeben werden. Während einer Schwangerschaft sollte Lithium nicht eingenommen werden, da eine teratogene Wirkung (insbesondere kardiovaskuläre Mißbildungen) sehr wahrscheinlich ist. Im 2. und 3. Schwangerschaftsdrittel muß eine dringende Lithiumindikation gegen das verglichen zum ersten Schwangerschaftsdrittel etwas reduzierte Mißbildungsrisiko abgewogen werden. Während der Geburt und während der Stillzeit sollte Lithium ebenfalls nicht eingenommen werden, da es bis zu 50% in die Muttermilch übergeht.

Die häufigsten Nebenwirkungen einer Lithiumbehandlung sind die Polyurie und die Polydipsie (jeweils 25% der Patienten), ein feinschlägiger Fingertremor (23%), eine Strumabildung (22%), Übelkeit (14%) und eine Gewichtszunahme (10%). Die Patienten sollten vor Beginn der Lithiumeinstellung auf diese Nebenwirkungen vorbereitet werden, wobei betont werden muß, daß diese Symptome innerhalb einiger Wochen wieder zurückgehen können. Wenn dies nicht der Fall ist, kann therapeutisch eine vorsichtige Dosisreduktion angezeigt sein. Bei Tremor kommt die Verordnung von Propranolol ($3 \times 20$ mg täglich), bei Strumabildung die Gabe von Schilddrüsenhormonen (z.B. 50 µg L-Thyroxin täglich) in Frage. Die Gewichtszunahme kann häufig schon dadurch gebessert werden, daß zum Löschen des vermehrten Durstes kalorienarme Getränke empfohlen werden.

## Lithiumintoxikation

Die wichtigsten Symptome einer (beginnenden) Lithiumintoxikation sind in Tabelle 2 aufgeführt. Mit dem Auftreten von Intoxikationszeichen ist ab einem Lithiumserumspiegel von 1,5–2,0 mmol/l zu rechnen, Lebensgefahr besteht bei Spiegeln über 3,5 mmol/l. Die häufigsten Ursachen einer Lithiumintoxikation sind die Überdosierung, mangelnde Flüssigkeitszufuhr und Kochsalzmangel (häufig in Zusammenhang mit Infektionskrankheiten, Diäten, Einnahme von Diuretika etc.). Die Behandlung einer Lithiumvergiftung besteht hauptsächlich in einer Flüs-

**Tabelle 1.** Kontraindikationen von Lithium

| | |
|---|---|
| Absolut: | akutes Nierenversagen<br>akuter Herzinfarkt |
| Relativ: | Nierenfunktionsstörungen<br>(z.B. Glomerulonephritis)<br>Morbus Addison<br>Myasthenia gravis<br>Psoriasis<br>myeloische Leukämie<br>schwere Herzrhythmusstörungen<br>(„Sick-Sinus-Syndrom")<br>Schwangerschaft |

**Tabelle 2.** Symptome einer (beginnenden) Lithiumintoxikation

Diarrhoe
Erbrechen
Somnolenz
Dysarthrie
Myoklonie
grobschlägiger Tremor der Hände

sigkeits- und Elektrolytsubstitution. Bei Lithiumserumspiegeln über 3 mmol/l kommt eine Hämodialysebehandlung in Frage.

## Dosierung, Lithiumserumspiegel, Kontrolluntersuchungen

Da Lithium eine ähnlich schmale therapeutische Breite wie die Herzglykoside hat und seine klinische Wirkung selten direkt beobachtet werden kann, muß die Dosierung ausschließlich anhand des Lithiumserumspiegels erfolgen. Für die Lithiumprophylaxe empfiehlt sich i. allg. eine Einstellung auf einen

*Serumspiegel von 0,6–0,8 mmol/l.*

Bei unzureichender Wirkung (s. unten) kann schrittweise bis zu einem Spiegel von 1,2 mmol/l erhöht werden; höhere Spiegel sind wegen der Gefahr einer Nierenschädigung und wegen Intoxikationsgefahr unbedingt zu vermeiden. Die Serumspiegelbestimmung sollte immer unter standardisierten Bedingungen stattfinden, d. h. die Blutentnahme soll 12 Stunden nach der letzten Tabletteneinnahme erfolgen.

Die vor und während einer Lithiumbehandlung erforderlichen Kontrolluntersuchungen sind in Tabelle 3 aufgeführt.

In der Regel sollte einschleichend dosiert werden, um die für die Lithiumbehandlung besonders wichtige Compliance nicht durch anfängliche Nebenwirkungen zu gefährden. So empfiehlt sich z. B. die Gabe einer anfänglichen Tagesdosis von 6–12 mmol, die bei guter Verträglichkeit dann nach 2–3 Tagen weiter gesteigert werden kann, bis ein Serumspiegel zwischen 0,6 und 0,8 mmol/l erreicht ist. Pharmakokinetik und Compliance sprechen für eine Verteilung auf 2 Einzeldosen (morgens und abends), wobei insgesamt weniger Nebenwirkungen auftreten, wenn ca. 2/3 der Tagesdosis abends eingenommen werden. In der Regel empfiehlt sich

**Tabelle 3.** Kontrolluntersuchungen

| *Vor* Lithiumeinstellung | *Während* einer Lithiumbehandlung |
|---|---|
| 1. *Anamnese* und *Untersuchung* bezüglich renaler und kardialer Kontraindikationen, Schwangerschaft etc. (s. oben) | I. *Lithiumserumspiegelkontrolle:* im 1. Monat: wöchentlich im 1. Halbjahr: monatlich danach: ca. alle 3 Monate |
| | II. bei jeder Konsultation Wirkung (Rezidiv?) und Nebenwirkungen (Struma? Gewicht? RR?) beurteilen. |
| 2. *Labor:* Kreatinin-Clearance Urinstatus Schilddrüsenwerte Blutbild Elektrolyte | III. mindestens einmal im Jahr Laboruntersuchungen (wie 2.) EKG |
| 3. *RR, Puls, EKG* | |
| 4. *EEG* | |
| 5. *Halsumfang, Körpergewicht* | |

die Verordnung von Retard-Präparaten, weil hierbei – vermutlich wegen konstanterer Serumspiegel – weniger Nebenwirkungen auftreten. Andererseits treten bei Retard-Präparaten gelegentlich häufiger Diarrhöen auf, so daß die Auswahl der galenischen Zubereitungsform von den individuell auftretenden Nebenwirkungen abhängig gemacht werden sollte.

Auf welchen Lithiumserumspiegel der Patient langfristig eingestellt werden soll, hängt einerseits von den auftretenden Nebenwirkungen, andererseits von der beobachteten prophylaktischen Wirkung ab. Da diese Wirkung oft erst nach einem Jahr oder mehr zuverlässig beurteilt werden kann, empfiehlt es sich, den Patienten anfangs auf einen Serumspiegel von ca. 0,6–0,8 mmol/l einzustellen. Reicht die prophylaktische Wirkung nicht aus, kann vorsichtig bis auf maximal 1,2 mmol/l erhöht werden. Umgekehrt ist bei persistierenden Nebenwirkungen eine vorsichtige Dosisreduktion angezeigt, bis möglicherweise durch ein (beginnendes) Rezidiv der niederste noch prophylaktisch wirksame Serumspiegel für diesen Patienten definiert wird. Die meist nur wenige Wochen anhaltenden, leichteren Nebenwirkungen zu Beginn einer Lithiumeinstellung sollten allerdings kein Anlaß für eine Dosisreduktion sein.

## Dauer der Lithiumbehandlung

Das Absetzen einer prophylaktischen Lithiummedikation kann wegen neu aufgetretener Kontraindikationen, intolerabler Nebenwirkungen oder auch wegen unzureichender Wirkung indiziert sein. Der Abbruch einer sonst gut tolerierten Lithiumprophylaxe wegen unzureichender Wirkung sollte allerdings in der Regel nicht vor einer 1- bis 2jährigen Beobachtungszeit erfolgen, da bis dahin immer noch mit einer zunehmenden Wirkung zu rechnen ist.

Bei guter prophylaktischer Wirkung muß der Patient nach einigen Jahren zusammen mit dem Arzt entscheiden, ob und gegebenenfalls wann er sich wieder ohne prophylaktischen Schutz dem Spontanverlauf seiner Erkrankung aussetzen will. Hilfreich für diese Entscheidung wird die Abschätzung des Rezidivrisikos aufgrund des Krankheitsverlaufs *vor* Lithiumeinstellung sein, ferner die möglichen sozialen Konsequenzen eines erneuten Rückfalls sowie die Tatsache, daß mit zunehmendem Lebensalter die affektiven Psychosen eher häufiger rezidivieren. In jedem Fall sollte die Lithiummedikation nicht abrupt abgesetzt, sondern sehr langsam reduziert werden, da sonst in bis zu 50% der Fälle innerhalb weniger Wochen ein Rezidiv provoziert werden kann (Greil et al. 1982).

Zur Prophylaxe *schizoaffektiver Psychosen* sind derzeit noch keine eindeutigen Empfehlungen möglich, da zu wenig kontrollierte Studien mit dieser diagnostisch schwer abgrenzbaren Krankheitsgruppe vorliegen. Meist wird pragmatisch so vorgegangen, daß bei einem Überwiegen affektiver Symptome eine Lithiumprophylaxe, beim Überwiegen schizophrener Symptome eine Neuroleptika-Dauerbehandlung durchgeführt wird. Bei Nichtansprechen ist der Versuch einer Kombinationsbehandlung angezeigt.

*Rapid Cycler* (d.h. Patienten mit sehr raschem und häufigem Phasenwechsel) scheinen auf eine Lithiumprophylaxe weniger gut anzusprechen. Da einige Untersuchungen (Kukopulos u. Tondo 1986) darauf hinweisen, daß Antidepressiva bei diesen Patienten das Rapid Cycling eher noch fördern, sollten depressive Phasen bei diesen Patienten besser mit anderen Behandlungsmaßnahmen (z.B. Elektrokrampfbehandlung, Schlafentzugsbehandlung etc.) therapiert werden. Bei Nichtansprechen auf Lithium ist an eine (Zusatz-)medikation mit Carbamazepin oder Neuroleptika zu denken.

## Alternative Behandlungsmethoden

Bei Unverträglichkeit oder unzureichender Wirkung einer Lithiumbehandlung muß nach alternativen Behandlungsmethoden Ausschau gehalten werden. Für die Prophylaxe depressiver Phasen kommt hier in erster Linie eine *Dauerbehandlung mit trizyklischen Antidepressiva* in Frage. Aus mehreren Vergleichsuntersuchungen geht hervor, daß bei unipolaren Depressionen Antidepressiva fast so gut prophylaktisch wirksam wie Lithium und besonders dann indiziert sind, wenn auch im Intervall leichtere depressive Restsymptome vorhanden sind. Bei bipolaren Depressionen ist dagegen eher ein Versuch mit Carbamazepin angezeigt, da Antidepressiva nicht vor manischen Rezidiven schützen, diese möglicherweise sogar provozieren können. Nichttrizyklische Antidepressiva kommen für eine prophylaktische Behandlung weniger in Frage, da weder ihre Verträglichkeit noch ihre prophylaktische Wirksamkeit bei Langzeitgabe ausreichend nachgewiesen sind.

*Antikonvulsiva* (Carbamazepin, Valproat) haben in mehreren, meist offenen klinischen Studien eine dem Lithium vergleichbare phasenprophylaktische Wirksamkeit gezeigt. Auch Patienten, die auf Lithium nicht ausreichend angesprochen haben, zeigen nach Umstellung auf Antikonvulsiva bzw. auf eine Kombinationsbehandlung von Lithium und Antikonvulsiva gelegentlich doch noch eine gute Wirkung. Bis die prophylaktische Wirksamkeit dieser Antikonvulsiva in weiteren kontrollierten Studien nachgewiesen ist, sollte allerdings diese Behandlung nur bei Lithium-Nonrespondern oder bei Patienten, die aus anderen Gründen für eine Lithiumbehandlung nicht in Frage kommen, eingesetzt werden. Kontraindikationen, Dosierung und Kontrolluntersuchungen sowie Plasmaspiegelbereiche sind dieselben wie bei der antikonvulsiven Behandlung. Bei einer Kombinationsbehandlung mit Lithium sollten eher niedrige Lithiumserumspiegel angestrebt werden.

## Zusammenfassung

Die prophylaktische Behandlung affektiver Psychosen stellt einen der größten Fortschritte der modernen Psychiatrie dar. Ihre Wirksamkeit und Sicherheit ist inzwischen zweifelsfrei nachgewiesen. Bei der weitaus überwiegenden Zahl der betroffenen Patienten lassen sich erneute Krankheitsphasen entweder ganz verhindern oder wesentlich abmildern. Während Indikationsstellung und Einleitung dieser Langzeittherapie nach Möglichkeit durch einen Nervenarzt erfolgen sollten, ist die Fortführung und laufende Kontrolle dieser prophylaktischen Behandlung sicher auch durch den Hausarzt möglich.

## Literatur

*Angst J* (1981) Ungelöste Probleme bei der Indikationsstellung zur Lithiumprophylaxe affektiver und schizoaffektiver Erkrankungen. Bibliotheca psychiat, Bd 161, Karger, Basel, S 32–44

*Geiselmann B* (1987) Wann Antidepressivatherapie, wann „Psychotherapie" in der Behandlung einer depressiven Erkrankung? In: Antidepressiva und Depressionsbehandlung in der ärztlichen Praxis. 1. Psychiatrische Gespräche am Gasteig. Hrsg.: Hippius H, Rüther E. Forum Galenus Mannheim 16. Springer, Berlin Heidelberg New York Tokyo, S 77–85

*Greil W, Broucek B, Klein HE, Engel-Sittenfeld P* (1982) Discontinuation of lithium maintenance therapy: Reversibility of clinical psychological and neuroendocrinological changes. In: Emrich HM, Aldenhoff JB, Lux HD (eds) Basic mechanisms in the action of lithium. Excerpta Medica, Amsterdam, pp 235–248

*Greil W, Schölderle M* (1986) Rezidivprophylaxe affektiver Psychosen mit Lithium. In: Müller-Oerlinghausen B, Greil W (Hrsg) Die Lithiumtherapie. Nutzen, Risiken, Alternativen. Springer, Berlin Heidelberg New York Tokyo, S 138–163

*Kukopulos A, Tondo A* (1986) Verlaufcharakteristika manisch-depressiver Psychosen unter Lithiumprophylaxe. In: Müller-Oerlinghausen B, Greil W (Hrsg) Die Lithiumtherapie. Nutzen, Risiken, Alternativen. Springer, Berlin Heidelberg New York Tokyo, S 173–182

*Müller-Oerlinghausen B, Greil W* (Hrsg) (1986) Die Lithiumtherapie. Nutzen, Risiken, Alternativen. Springer, Berlin Heidelberg New York Tokyo

*Prien RF, Kupfer DJ* (1986) Continuation drug therapy for major depressive episodes: How long should it be maintained? Am J Psychiatry 143: 18–23

*Schou M* (1978) Lithium for affective disorders: Cost and benefit. In: Ayd FJ jr, Taylor IJ (eds) Mood disorders: The world's major public health problem. Ayd Medical, Baltimore, pp 117–137

*Schou M* (1980) Lithium-Behandlung der manisch-depressiven Krankheit. Information für Arzt und Patienten. Thieme, Stuttgart

## Diskussion

**Rüther:** Ich stimme Ihnen uneingeschränkt zu, daß der niedergelassene Arzt wissen muß, daß die Behandlung mit Antidepressi-

va nach Abklingen der Akutsymptomatik noch 4–5 Monate fortgesetzt werden muß. Die Dosis würde ich jedoch reduzieren und nicht mit der Dosierung der Akutphase weiterbehandeln.
Eine Rezidivprophylaxe mit Lithium gehört m. E. in die Hand des niedergelassenen Nervenarztes.

**Beck:** Gibt es Hinweise darauf, daß bei der Langzeittherapie mit anticholinerg wirksamen Antidepressiva u. U. eine Demenz vom Alzheimer-Typ provoziert werden könnte?

**Kissling:** Empirische Befunde gibt es meines Wissens nicht. Plausibel wäre es natürlich vom theoretischen Ansatz her schon.
Für die prophylaktische Behandlung glaube ich sollte Lithium das Mittel der ersten Wahl bleiben, abgesehen von Fällen, bei denen eine chronische Symptomatik persistiert oder nicht völlig remittiert; bei denen scheinen dann trizyklische Antidepressiva besser zu wirken [Prien, R. F. et al. (1984) Drug Therapy in the Prevention of Recurrences in Unipolar and Bipolar Affective Disorders. Arch Gen Psychiatry 41: 1096–1104].
Abgesehen von dieser Einschränkung spricht sehr viel dafür, die prophylaktische Behandlung ausschließlich mit Lithium durchzuführen.
Hinsichtlich der einzusetzenden Dosis bei Verwendung von Antidepressiva muß man m. E. unterscheiden zwischen Erhaltungstherapie und prophylaktischer Therapie. Die Erhaltungstherapie sollte zumindest annähernd in der gleichen Dosis, die zur Remission geführt hat, 4–5 Monate weitergeführt werden. Bei der Rezidivprophylaxe kann man möglicherweise mit einer etwas geringeren Dosis auskommen.

**Rüther:** Wenn ich Sie recht verstanden habe, empfehlen Sie eine Erhaltungstherapie mit unveränderter Dosis bei den Patienten, die zwar vom klinisch-psychopathologischen Bild her remittiert sind, bei denen Sie aber

vermuten, daß die eigentliche depressive Phase noch nicht zu Ende ist.

**Kissling:** Diese Empfehlung bezieht sich auf die Ersterkrankung, bei der eine Rezidivprophylaxe noch nicht indiziert ist.

**Wörz:** Ich stimme Herrn Rüther zu, daß die Lithiumprophylaxe aufgrund der schmalen therapeutischen Breite und des erheblichen Risikos gravierender unerwünschter Effekte auf jeden Fall in die Hand des Nervenarztes gehört. Wie steht es jedoch mit der Prophylaxe von monopolaren Depressionen mit trizyklischen Antidepressiva? Damit kann doch der praktische Arzt heutzutage umgehen? Ich möchte deshalb anregen, daß wir hier eine Empfehlung in dieser Hinsicht herausarbeiten, wie wirksam diese Behandlung nach neueren Studien ist, wann sie indiziert ist und wie lange sie erfolgen sollte.

**Kissling:** Meiner Meinung nach gehört die Indikationsstellung und die Einleitung einer Lithiumprophylaxe nach wie vor in die Hand des Nervenarztes. Wenn jedoch die Indikationsstellung und die differentialdiagnostische Abklärung abgeschlossen sind und der Patient mit einem stabilen Lithiumspiegel gut eingestellt ist und nur noch einmal im Monat eine Blutspiegelkontrolle und ggf. eine Beratung notwendig ist, dann glaube ich kann der Patient auch vom Hausarzt weiterbetreut werden. Das kann auch entscheidende Vorteile haben, denn der Hausarzt kennt den Patienten und seine Familienverhältnisse sehr gut. Ich hätte überhaupt keine Bedenken – wenn die Indikationsstellung und Einleitung der Lithiumtherapie vom Nervenarzt durchgeführt würde –, daß die Fortführung der Behandlung und die Kontrolle vom Hausarzt übernommen werden.

**Schmauss:** Es gibt ja relativ viele Studien, die die Wirksamkeit von trizyklischen Antidepressiva mit Lithium bei monopolaren Depressionen vergleichen. Aus den Ergebnissen dieser Studien kann man nicht ableiten, daß Lithium besser ist als trizyklische Antidepressiva. Soweit ich die Literatur kenne, haben trizyklische Antidepressiva in der Rezidivprophylaxe monopolarer Depressionen in etwa dieselbe Wirksamkeit wie Lithium. Wenn jetzt Lithium den Antidepressiva nicht überlegen ist, warum sollen wir dann den Hausärzten empfehlen, mit Lithium Rezidivprophylaxe zu betreiben und nicht mit Antidepressiva, mit denen sie sich viel besser auskennen?

**Kissling:** Man sollte aus guter Tradition sagen, daß die Therapie erster Wahl mit dem am besten untersuchten Medikament durchgeführt werden sollte. Mit Lithium hat man viel längere Erfahrungen. Außerdem glaube ich nicht, daß eine Antidepressiva-Dauertherapie unbedingt so drastisch ungefährlicher ist als eine Lithium-Dauertherapie, die lege artis eingestellt ist. Es kommen ja nur trizyklische Antidepressiva in Frage, die ebenfalls Nebenwirkungen haben.
Die Studien, die mit trizyklischen Antidepressiva durchgeführt worden sind, liefen – soweit ich weiß – über Zeiträume von 2 bis maximal 5 Jahren. Mit Lithiumpatienten gibt es Erfahrungen mit einer Therapiedauer von über 20 Jahren. Was nach 10- bis 20jährigem Antidepressiva-Dauergebrauch an Nebenwirkungen, z.B. Morbus Alzheimer usw., später auf uns zukommt, wage ich jetzt nicht zu beurteilen. Bei Lithium ist es bekannt.

**Hippius:** Ich stehe dem Standpunkt von Herrn Kissling nahe. Es ist sicher keine Frage, daß man zur Erhaltungstherapie Antidepressiva gibt. Neben den trizyklischen Antidepressiva sollte man für die chronischen atypischen im höheren Lebensalter auftretenden Depressionen auch die Monoaminoxydasehemmer erwähnen. Hinsichtlich der Lithiumprophylaxe bei den bipolaren Verläufen besteht hier sicherlich ein Konsens.
Bei den monopolaren Verläufen habe ich eine ähnliche Einstellung wie Herr Kissling, ob es nicht unsere Aufgabe ist, die Handhabung des sicher differenten Medikamentes

Lithium mit besonderer Intensität den niedergelassenen Ärzten nahezubringen, so daß sie sicher damit umgehen können. Ich erlebe jetzt gelegentlich in der Praxis die umgekehrte Einstellung, daß die Ärzte das Lithium absetzen, weil es als sehr bedenkliches Medikament angesehen wird; häufig mit der Folge, daß dann auf einmal dramatische Verschlechterungen des Verlaufs resultieren.

**Beck:** Im Gegensatz zu dem, was Herr Kissling angeführt hat, existieren schon Studien, in denen Patienten länger als 5 Jahre, nämlich bis zu 15 Jahren mit trizyklischen Antidepressiva behandelt worden sind.

**Kissling:** Es gibt sicher eine Reihe von Patienten, die 10 oder 15 Jahre mit Antidepressiva behandelt wurden; seltene Nebenwirkungen können jedoch nur erfaßt werden, wenn eine Großzahl von Patienten über eine lange Zeit mit der entsprechenden Substanz therapiert worden sind.
Ich glaube, daß die Erfahrungen, die uns mit Lithium in der Dauertherapie vorliegen, diejenigen mit Antidepressiva-Dauertherapie bei weitem übersteigen.

**Schmauss:** Wenn wir Therapieempfehlungen zum Lithium aussprechen, sollten wir unbedingt betonen, daß Vorsicht bei der zusätzlichen Gabe von Saluretika gegeben ist, da es hierdurch u.U. zu Lithiumintoxikationen kommen kann (Müller-Oerlinghausen, B., Greil, W., Die Lithiumtherapie, Springer, Berlin Heidelberg New York 1986).

**Pflug:** Darüber hinaus möchte ich darauf hinweisen, daß die Lithiumbehandlung genauso durchgeführt werden sollte wie man andere Krankheiten konsiliarisch, z.B. mit einem Röntgenologen oder einem Chirurgen abstimmt. Wenn es Fragen hinsichtlich der Veränderung der Dosis oder des Absetzens bzw. der Einstellung gibt, sollte man den Patienten zum Nervenarzt überweisen und dies nicht in eigener Regie machen. Auch wenn

Fragen wie Schwangerschaft, Begleitkrankheiten, Grippalinfekte und Zusatzmedikationen auftreten, sollte grundsätzlich der Rat des Nervenarztes eingeholt werden.

**Maier:** Es gibt Berichte, daß Lithium Nebenwirkungen hat, die man als Endprophylierung von gewissen charakteristischen Persönlichkeitszügen bezeichnet und was möglicherweise relevant wird bei kreativ arbeitenden Menschen. Wie relevant erachten Sie diese Form der Nebenwirkungen, die man nur sehr schwer fassen kann, aber die irgendwie doch vorhanden zu sein scheint?

**Kissling:** Ob diese Nebenwirkung wirklich einen nennenswerten nachweisbaren negativen Einfluß auf die Kreativität und Konzentration hat, scheint mir nicht über jeden Zweifel hinaus geklärt. Es stellt sich auch die Frage, ob die Patienten nicht einfach diese leichte hypomanische Stimmungslage vermissen und darüber klagen.

**Rüther:** Ich bin ebenfalls der Meinung, daß man trizyklische Antidepressiva dem Lithium in der Langzeittherapie nicht bevorzugen sollte. Auch Antidepressiva können in der Langzeitbehandlung erhebliche Risiken haben. Meines Erachtens sollte man jedoch immer dann, wenn Lithium nicht sicher wirkt oder wenn es nicht vertragen wird, auf trizyklische Antidepressiva zurückgreifen. Für mich persönlich ist Lithium das Mittel der ersten Wahl in der Rezidivprophylaxe unipolarer Depressionen.

**Pflug:** Ich würde folgende Empfehlung aussprechen. Wenn es sich um rezidivierende monopolare Phasen handelt, sollte man Lithium nehmen. Bei den Patienten, die über eine längere Zeit mit trizyklischen Antidepressiva behandelt wurden und denen es nach Absetzen des Antidepressivums wieder schlechter geht, sollte sicherlich das Antidepressivum auch über eine weitere Zeitspanne weitergegeben werden. Hier liegt m. E. keine Indikation für Lithium vor. Als Beispiel möchte ich hierzu auch die große Zahl der Involutionsdepressionen anführen, bei denen sehr häufig trizyklische Antidepressiva in der Langzeittherapie verordnet werden, wo wir nie die Frage der Indikation von Lithium stellen. *Rezidivierende* monopolare Depressionen sind jedoch auch für mich eine eindeutige Indikation für die Lithiumbehandlung.

**Bönisch:** Ich würde diesen Gesichtspunkt noch etwas differenzieren. Es ist ein Unterschied, in welchem Lebensalter die monopolar rezidivierenden Depressionen auftreten. Im höheren Lebensalter ab 50 oder 65 Jahren müssen wir sicherlich mit anderen Begleiterkrankungen und Begleitmedikationen rechnen, so daß man auch unter Beachtung dieser Faktoren eine Abwägung zwischen Lithium und trizyklischen Antidepressiva vornehmen sollte.

**Merksätze für die Praxis zum Thema:**

LANGZEITTHERAPIE AFFEKTIVER ERKRANKUNGEN

1. Eine Rezidivprophylaxe mit Lithium ist indiziert, wenn außer der jetzigen Depression innerhalb der letzten 3–5 Jahre zwei weitere depressive Phasen aufgetreten sind oder wenn nach einer ersten Phase innerhalb eines Jahres eine zweite Phase aufgetreten ist.

2. Als Kontrolluntersuchungen sind die Bestimmung der Lithiumserumspiegel (0,6–0,8 mmol/l) sowie die Überprüfung der Nieren- und Schilddrüsenfunktion angezeigt.

3. Der Patient soll darüber aufgeklärt werden, daß bei – meist vorübergehenden – Nebenwirkungen oder Symptomfreiheit nur in Ausnahmefällen die Therapie abgesetzt werden darf.

4. Bei Beendigung der Therapie ist Lithium sehr langsam über Monate ausschleichend abzusetzen.

5. Besondere Vorsichtsmaßnahmen sind bei Narkose, natriumarmer Diät, Diuretikabehandlung, Schwangerschaft und Diarrhoe zu treffen; die Kontraindikationen sind sehr genau zu beachten!

6. Alternative Behandlungsmethoden
Bei Unverträglichkeit oder unzureichender Wirkung von Lithium ist eine Dauerbehandlung mit trizyklischen Antidepressiva (z.B. Amitriptylin, Doxepin) zur Prophylaxe depressiver Phasen bzw. von Carbamazepin zur Prophylaxe bipolarer Psychosen angezeigt.

# Antidepressive Behandlung bei Herzerkrankungen

*E. Bönisch*

In den letzten 5–10 Jahren ist eine zunehmende Bereitschaft in Klinik und Praxis festzustellen, sich mit dem verwickelten Problem der diagnostischen Abgrenzung und gezielten Therapie affektiver Störungen bei den verschiedenartigsten Organkrankheiten zu befassen. Hierbei nehmen die kardiovaskulären Erkrankungen insofern eine Sonderstellung ein, als kurzzeitige Angstzustände und Angina-pectoris-Beschwerden bei dieser Krankheitsgruppe mehr im Vordergrund des klinischen Geschehens stehen, als die oftmals verdeckt-hingezogenen, depressiven Verstimmungszustände, um die es hier gehen soll.

Eine kombiniert syndromatisch-nosologische Gruppierung mit Berücksichtigung des Alters ließe sich so vornehmen:

- vitalisierte Depression im jüngeren und mittleren Erwachsenenalter bei kardiovaskulärer Erkrankung,
- Altersdepression (Kielholz 1987) mit Multimorbidität und Polypathie,
- kardiovaskuläre Erkrankung *und* mono- oder bipolare Zyklothymie.

Um eine diagnostische Orientierung zur Abgrenzung klinisch relevanter, depressiver Verstimmungen von passageren Anpassungsstörungen depressiv-ängstlichen Gepräges oder von Verlust-Trauer-Reaktionen (die zuweilen unmerklich in vitalisierte Depressionen übergehen können) zu erhalten, erscheint die Benutzung der DSM-III-Kriterien zur Erfassung der „Typischen depressiven Episode" geeignet (Tabelle 1).

In der Gruppe der kardiovaskulären Erkrankungen sind folgende Krankheiten mit ei-

**Tabelle 1.** Diagnostische Kriterien der Typischen (Major) depressiven Episode (Aus: American Psychiatric Association 1980)

A) Dysphorische Verstimmung oder Verlust von Interesse und Freude an allen oder fast allen Aktivitäten.

B) Mindestens vier der folgenden Symptome müssen nahezu jeden Tag wenigstens 2 Wochen lang bestanden haben (bei Kindern unter 6 Jahren mindestens drei der ersten vier Symptome):
   1. schlechter Appetit oder erhebliche Gewichtsabnahme (ohne Diät) oder Appetitsteigerung oder erhebliche Gewichtszunahme (bei Kindern unter 6 Jahren ist das Ausbleiben der zu erwartenden Gewichtszunahme zu beachten);
   2. Schlaflosigkeit oder vermehrter Schlaf;
   3. psychomotorische Erregung oder Hemmung (aber nicht nur subjektive Gefühle der Ruhelosigkeit oder Verlangsamung; bei Kindern unter 6 Jahren Hypoaktivität);
   4. Verlust von Interesse oder Freude an allen üblichen Aktivitäten oder Nachlassen des Geschlechtstriebes, das nicht auf eine Periode mit Wahnphänomenen oder Halluzinationen beschränkt ist (bei Kindern unter 6 Jahren Zeichen von Apathie);
   5. Energieverlust, Erschöpfung;
   6. Gefühl der Wertlosigkeit, Selbstvorwürfe oder übermäßige und ungerechtfertigte Schuldgefühle (können jeweils wahnhaft sein);
   7. Klagen über oder Hinweise für verminderte Denk- und Konzentrationsfähigkeit, so z. B. verlangsamtes Denken oder Entschlußlosigkeit ohne deutliche Assoziationslockerung oder Inkohärenz;
   8. Wiederkehrende Gedanken an den Tod, Suizidgedanken, Wünsche tot zu sein oder Suizidversuch.

C) Keines der folgenden Merkmale beherrscht das klinische Bild, wenn kein affektives Syndrom (d. h. Kriterien A und B) besteht, d. h. vor seiner Entwicklung oder nach der Remission:

**Tabelle 1.** (Fortsetzung)

1. Beschäftigung mit stimmungsinkongruenten
   Wahnphänomenen oder Halluzinationen
2. bizzarres Verhalten
D) Nicht auf Schizophrenie, Schizophreniforme
   Störung oder Paranoide Störung aufgepfropft.
E) Nicht Folge einer der Organisch bedingten psy-
   chischen Störungen oder Einfacher Trauer.

nem erhöhten Risiko für affektive Störungen behaftet (nach Klerman 1981):

- Kardiomyopathie,
- zerebrale Ischämie,
- Hypotonie kardialen Ursprungs,
  zerebrale Arteriosklerose,
  zerebrale Embolie,
- Herzinsuffizienz,
- Herzinfarkt.

In dieser Zusammenstellung fehlen die herzchirurgischen Patienten (koronarer Bypass, Klappenersatz), deren Problematik anderen Ortes eingehend erörtert worden ist (Bönisch et al. 1986).

Eine sorgfältige somatologisch-psychologische Befunderhebung sollte auch die genaue Erfassung psychischer Wirkungen nichtpsychotroper Medikamente beinhalten, in unserem Zusammenhang vor allem psychische Effekte von Herz-Kreislauf- und gastrointestinalen Medikamenten (nach Bullinger-Naber et al. 1987):

- Antihypertensiva,
- Beta-Rezeptorenblocker,
- Diuretika,
- Antiarrhythmika,
- Herzglykoside,
- Antianginosa.

## Antidepressive Therapie

Die Behandlung der organischen Grunderkrankung, die Psychopharmakotherapie, eine psychologische Unterstützung des Patienten unter Berücksichtigung der familiären und beruflichen Situation sind Bestandteile des Gesamtbehandlungsplanes. Bei der Auswahl und Anwendung eines Antidepressivums ist nicht nur auf das Wirkungsprofil und die zu erwartenden unerwünschten Wirkungen zu achten, sondern möglichst auch zu erkunden, welche körperlichen oder seelischen Beeinträchtigungen für den Patienten am belastendsten sind, unter welchen Symptomen er subjektiv am meisten leidet. In Fortführung dieser Einstellung erscheint es wichtig, den Patienten dann auch nicht mit dem Antidepressivum alleine zu lassen; kurze, gezielte Nachfragen (evtl. auch telefonisch) über Verträglichkeit und Befinden gerade in den ersten 1–2 Wochen vermitteln Sicherheit, beseitigen Unklarheiten und gewinnen Patient und Familie zur aktiven Mitarbeit.

Witwen von chronisch Herzkranken erlebten sich im Gegensatz zu Witwen von Krebspatienten in einer wesentlich aktiveren Rolle und empfanden dadurch weniger Ohnmachtsgefühle (Vachon et al. 1977).

In diese Aktivitäten, z. B. Medikamentenverabreichung, Diätzubereitung etc. ließen sich auch die Erfordernisse der Psychopharmakotherapie gut integrieren. Der soziale Rückhalt wiederum scheint für das kardiovaskuläre Risiko eine wichtige Rolle zu spielen (Siegrist 1987).

Bei der Auswahl eines geeigneten Psychopharmakons für einen Patienten mit kardiovaskulärer Grunderkrankung ist für den Psychiater möglicherweise insofern eine Umorientierung erforderlich, als er der gewohnten „psychiatrischen Pharmakotherapie" eine „allgemeinmedizinische Psychopharmakotherapie" an die Seite stellen müßte. In dieser könnten z. B. gut erprobte, aber nur schwach antipsychotisch wirkende Psychopharmaka, die wir für unsere psychiatrische Praxis als entbehrlich ansehen, einen wichtigen Platz in der allgemeinärztlichen Versorgung einnehmen.

Bezogen auf die phänomenologische Charakterisierung der depressiven Verstimmungen und die Verträglichkeit der zur Verfü-

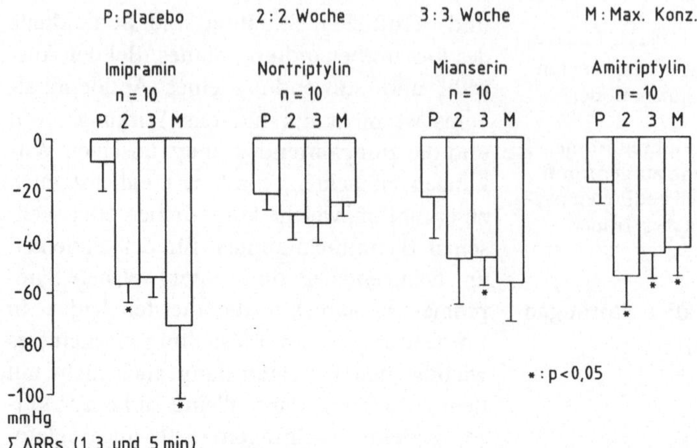


**Abb. 1.** Kumulative Änderung des systolischen Blutdrucks vom Liegen zum Aufstehen während Amitriptylin-Behandlung bei älteren depressiven Patienten. Dazu Ergebnisse früherer Studien über Imipramin und Nortriptylin (Thayssen et al. 1981) und Mianserin (Møller et al. 1983). (Nach Christensen et al. 1985)

gung stehenden Antidepressiva, ist folgende Zuordnung zu empfehlen:

- bei Hemmung, Verlangsamung, Antriebsschwäche, Apathie und trauriger Verstimmung:
  Nortriptylin, Dibenzepin, Viloxazin oder Fluvoxamin;
- bei angstgetönten, larvierten Depressionen mit Unruhe:
  Trimipramin, Doxepin oder Mianserin.

Falls eine zusätzliche schlaffördernde bzw. vigilanzdämpfende Kombinationsmedikation erforderlich ist (bei ausgeprägten Einschlafstörungen mit Erschöpfung) kommen schwach-potente Neuroleptika in Frage:

- Melperon oder Pipamperon.

Die genannten Antidepressiva und Neuroleptika zeigen die geringsten kardiotoxischen Wirkungen wie Veränderungen

- der Herzfrequenz,
- des Herz-Zeitvolumens (HZV) und
- der Herzkontraktilität (Delini-Stula 1983; Coccaro u. Siever 1985; Veith et al. 1982; Lathers u. Lipka 1987).

Die besonders bei Altersdepressiven gefürchtete orthostatische Dysregulation ist bei Nor-

triptylin am geringsten ausgeprägt (Roose et al. 1987) (Abb. 1.).

*Vor* Beginn einer antidepressiven Behandlung bei kardiovaskulär Erkrankten sollte eine elektrokardiographische Untersuchung obligatorisch sein und in 1- bis 2wöchentlichen Abständen wiederholt werden. Eine Verlängerung des QRS-Komplexes soll ein besserer Index für eine drohende ventrikuläre Arrhythmie bei der Verabreichung von trizyklischen Antidepressiva sein als der Substanz-Serumspiegel.

## Literatur


*Bönisch E, Götze P, Meyer JE* (1986) Zur Psychologie und Psychopathologie bei schweren und unheilbaren Organerkrankungen. In: Kisker KP, Lauter H, Meyer JE, Müller C, Strömgren E (Hrsg) Psychiatrie der Gegenwart, Bd 2, Springer, Berlin Heidelberg New York Tokyo, S 177–227

*Bullinger-Naber M, Grohmann R, Naber D* (1987) Psychische Effekte von Herz-Kreislauf- und gastrointestinalen Medikamenten. MMW 129: 608–610

*Coccaro EF, Siever LJ* (1985) Second generation antidepressants: A comparative review. J Clin Pharmacol 25: 241–260

*Christensen P, Thomsen HY, Pedersen OL et al.*

(1985) Cardiovascular effects of amitriptyline in the treatment of elderly depressed patients. Psychopharmacology 87: 212–215

*Delini-Stula A* (1983) Pharmakologie der Antidepressiva. In: Langer G, Heimann H (Hrsg) Psychopharmaka. Grundlagen und Therapie. Springer, Wien New York

*Kielholz P* (1987) Diagnostik und Therapie der Altersdepression. Praxis 76: 1134–1140

*Klerman GL* (1981) Depression in the medically ill. In: Strain JJ (ed) The psychiatric clinics of North America, Vol 4. Saunders, Philadelphia, pp 301–317

*Lathers CM, Lipka LJ* (1987) Cardiac arrhythmia, sudden death, and psychoactive agents. J Clin Pharmacol 27: 1–14

*Møller M, Thayssen P, Kragh-Sørensen P et al.* (1983) Mianserin: Cardiovascular effects in elderly patients. Psychopharmacology 80: 174–177

*Roose SP, Glassmann AH, Giardina EGV et al.* (1987) Tricyclic antidepressants in depressed patients with cardiac conduction disease. Arch Gen Psychiatry 44: 273–275

*Siegrist K* (1987) Sozialer Rückhalt und kardiovaskuläres Risiko. Med Klin 82: 375–378

*Thayssen P, Bjerre M, Kragh-Sørensen P et al.* (1981) Cardiovascular effects of imipramine and nortriptyline in elderly patients. Psychopharmacology 74: 360–364

*Vachon MLS, Freedman K, Formo A et al.* (1977) The final illness in cancer: The widow's perspective. Can Med Assoc J 117: 1151–1154

*Veith RC, Raskind MA, Caldwell JH et al.* (1982) Cardiovascular effects of tricyclic antidepressants in depressed patients with chronic heart disease. N Engl J Med 306: 954–959

## Diskussion

**Rüther:** Könnte man als Konsens zusammenfassen, daß Antidepressiva bei depressiven Syndromen von Herzkranken indiziert sind, und daß Allgemeinpraktiker von sich aus dort auch therapeutisch intervenieren können?

**Grohmann:** Meines Erachtens muß diese Empfehlung noch präzisiert werden. Sicher ist es unbedingt notwendig vor Behandlungsbeginn ein EKG zu schreiben. Wir sollten jedoch auch festhalten, welche Konsequenzen daraus zu ziehen sind. Wenn vor Behandlungsbeginn Reizleitungsstörungen mit einer QT-Verlängerung bzw. QRS-Verbreiterung vorliegen und auch bei Reizleitungsstörungen im supraventrikulären Bereich, sollte – zumindest im ambulanten Bereich – kein trizyklisches Antidepressivum gegeben werden.

**Hippius:** Die Ansichten zu dem Problem der kardialen Verträglichkeit von Antidepressiva haben ja eine große Variationsbreite. Ich erinnere mich noch an eine Tagung unter Herrn Kielholz zur Einführung des Maprotilins, bei der einige Kardiologen das Maprotilin als Mittel der Wahl bei Patienten mit Herzinfarkt empfohlen haben. Auf der anderen Seite wurde noch vor ein paar Jahren im *Deutschen Ärzteblatt* ein Warnhinweis ausgesprochen, daß Antidepressiva beim geringsten Verdacht hinsichtlich einer kardialen Affektion strikt kontraindiziert seien. Diese beiden diametral einander widersprechenden Positionen gibt es. Was ist Ihre Ansicht? Welche differenzierte Empfehlung kann man heute geben?

**Bönisch:** Die Praxis sieht so aus, daß sehr oft zunächst auf Benzodiazepine, wie z. B. Chlorazepam, Lorazepam, Bromazepam, ggf. in Kombination mit niedrigpotenten Neuroleptika zurückgegriffen wird. Es ist aber gar keine Frage, daß man mit diesen Kombinationen bei depressiven Störungen vom Typ der „major depressiv disorders" nicht auskommt. Bei diesen Patienten würde ich Fluvoxamin oder Mianserin als kardial gut verträgliche Antidepressiva einsetzen. Mit Trimipramin und Doxepin kann ebenfalls behandelt werden.

**Maier:** Ich wollte noch einmal auf das empfohlene diagnostische Procedere zurückkommen. Sie hatten als Möglichkeit, depressive Syndrome bei Herzerkrankungen zu diagnostizieren, die diagnostischen Kriterien der typischen depressiven Episode nach DSM-III empfohlen. Das Verhältnis von depressiven Erkrankungen zu körperlichen Erkrankungen ist im DSM-III überhaupt nicht konzeptualisiert. Hier werden z. B. Kriterien wie Durchschlafstörungen und Energiemangel angegeben. Das können auch Symptome einer Herzerkrankung sein, und das DSM-III läßt es völlig offen, wie diese Symptome zu werten sind. In diesem Bereich ist das DSM-III revisionsbedürftig; deshalb hätte ich gewisse Schwierigkeiten, so ohne weiteres das DSM-III für die psychiatrische Diagnostik bei vorhandenen körperlichen Erkrankungen niedergelassenen Ärzten zu empfehlen.

**Bönisch:** Auf das Verhältnis von depressiven Erkrankungen zu körperlichen Erkrankungen geht das DSM-III in den differentialdiagnostischen Erläuterungen ein. Der Vorschlag lautet, die „typische depressive Episode" auf Achse I, die körperliche Störung auf Achse III und die Stärke der psychosozialen Belastung auf Achse IV zu dokumentieren. Als Beispiel für eine psychische Reaktion auf die funktionelle Beeinträchtigung durch eine körperliche Erkrankung wird eine lebensbedrohende oder invalidisierende Krankheit genannt. Diese Definition ist auch in der revidierten Fassung des DSM-III-R von 1987 unverändert geblieben. Die Forderung, daß die jeweilige körperliche Erkrankung das Zentralnervensystem nicht betreffen darf, wird bei den kardiovaskulären Erkrankungen allerdings nicht immer zu erfüllen sein.

**Wörz:** Ich wollte an die Aussagen von Frau Grohmann anknüpfen. Kann man das so apodiktisch sagen, daß Antidepressiva kontraindiziert sind, wenn eine QT-Verlängerung bzw. eine QRS-Verbreiterung vorliegt? In den letzten Jahren wurde doch eine gewisse Entwarnung vor der Kardiotoxizität der Antidepressiva gegeben, so daß sich die Frage erhebt, ob man im Einzelfall nicht eine Nutzen-/Risikoabwägung durchführen muß, um zu entscheiden, ob man ein Antidepressivum geben kann oder ob man darauf verzichten muß?

**Grohmann:** Ich halte es für richtig, daß im Hinblick auf die Kardiotoxizität ganz gene-

rell eine gewisse Entwarnung stattgefunden hat und daß als ein wesentlicher Punkt, der nun tatsächlich zu beachten ist, sich die Reizleitungsstörungen herauskristallisiert haben. In der Klinik kann man in einer solchen Situation durchaus bei schweren Depressionen unter engmaschigen EKG-Kontrollen ein trizyklisches Antidepressivum geben. Aber gerade bei den AV- bzw. QT-Verlängerungen muß man sehr vorsichtig sein, weil hier das Risiko plötzlicher schwerwiegender Komplikationen bis hin zum Kammerflimmern besteht. Hier würde ich persönlich eine Antidepressivagabe unter ambulanten Bedingungen tatsächlich nicht empfehlen.

**Bönisch:** Ich möchte den Diskussionsbeiträgen noch hinzufügen, daß es zunächst einmal sehr wichtig wäre, daß der niedergelassene Allgemeinarzt und Internist bei seinem Patienten mit Herzerkrankungen auf Symptome achtet, die auf eine depressive Erkrankung hinweisen. Meines Erachtens besteht eher die Gefahr, daß zu häufig bestimmte Störungen wie z. B. Erschöpfungszustände, Energiemangel oder Schlafstörungen auf eine organische Erkrankung zurückgeführt werden, ohne daß gezielt nach einer Depression gefahndet wird. Häufig führen auch krankheitsbedingte Veränderungen der Lebenssituation oder des Rollenverhaltens oder aber auch langwierige diagnostische und therapeutische Procedere und Klinikaufenthalte zu einem psychisch bedingten „Erschöpfungszustand". Wir sollten den Praktiker sensibilisieren, daß hier eine somatogene Depression vorliegen könnte, die man separat und mit Erfolg behandeln kann.

**Schmauss:** Gibt es ein Antidepressivum, das überhaupt nicht kardiotoxisch ist?

**Bönisch:** Das ist schwierig zu beurteilen, weil die unerwünschten Wirkungen sehr komplex sind. Es ist ein Unterschied, ob das Antidepressivum anticholinerg wirkt oder ob es direkt kardial angreift. Darüber gibt es noch zu wenig genaue Untersuchungen.

**Schmauss:** Wie beurteilen Sie das Fluvoxamin, das angeblich kaum kardiotoxische Nebenwirkungen haben soll [Prager, G. et al. (1986) The cardiotropic effect of antidepressants. In: Hippius, H., Matussek, N (eds) Differential therapy of depression: Possibilities and Limitations. Karger, Basel]?

**Grohmann:** Beim Fluvoxamin sind die Erfahrungen sicherlich noch zu gering, als daß man auf Sicherheit votieren könnte. Was tatsächlich am wenigsten kardiotoxische Wirkungen hat ist wohl das Viloxazin, was allerdings auch in der antidepressiven Wirksamkeit sicherlich schwächer einzuordnen ist als trizyklische Antidepressiva.

**Merksätze für die Praxis zum Thema:**

ANTIDEPRESSIVE BEHANDLUNG
BEI HERZERKRANKUNGEN

1. Ein längerdauernder „Erschöpfungszustand" bei Herzerkrankungen kann nicht nur Ausdruck einer pathophysiologisch bedingten Leistungseinschränkung oder einer psychosozial verursachten Anpassungsstörung sein; er sollte auch an das Vorliegen einer klinisch relevanten Depression denken lassen.

2. Bei Vorliegen einer Depression sind auch bei Herzerkrankungen Antidepressiva indiziert. Bei schwerer Herzerkrankung sind Antidepressiva mit geringer anticholinerger Wirkung wie z.B. Mianserin, Viloxazin, Nortriptylin oder Trimipramin den sonst verordneten Antidepressiva vorzuziehen.

3. Vor Einleitung einer Thymoleptikatherapie (und wöchentlich) sind EKG sowie Blutdruck, Puls, Leukozyten, Harnstoff, Kreatinin, GOT, GPT und γ-GT zu kontrollieren; danach sind entsprechende wöchentliche Kontrollen angezeigt.

4. Bei Nachweis von Überleitungsstörungen (Links- und Rechtsschenkelblock sowie AV-Block 3.Grades) sollten trizyklische Antidepressiva ambulant besonders vorsichtig dosiert werden; desgleichen ist bei Patienten mit koronarer Herzkrankheit und zusätzlicher Herzinsuffizienz eine sorgfältige Überwachung geboten.

5. Die Dosierung der Antidepressiva sollte einschleichend erfolgen. Meist ist eine Höchstdosis von 75–150 mg ausreichend (bei Altersdepression gilt die Hälfte der Erwachsenendosis als Richtschnur). Bei orthostatischer Hypotonie ist – besonders bei Alterspatienten – die zusätzliche Gabe von Dihydroergotamin empfehlenswert.

6. Die Dauer der Einnahme der Antidepressiva ist individuell abzustimmen, sollte aber 4–6 Wochen nicht unterschreiten. Im Einzelfall kann eine niedriger dosierte Erhaltungstherapie über mehrere Monate erforderlich sein. Das Absetzen von Antidepressiva sollte grundsätzlich ausschleichend erfolgen.

# Agranulozytoserisiko bei Psychopharmakatherapie: Erkennung und Maßnahmen

*R. Grohmann*

An Blutbildveränderungen unter Psychopharmaka sind Thrombozytopenie, makrozytäre und hämolytische Anämie, Eosinophilie, Leukozytose, Leukopenie und Agranulozytose beschrieben (Wintrobe 1981). Im folgenden wird insbesondere auf die Agranulozytose als besonders wichtige, schwerwiegende Komplikation unter Psychopharmakatherapie eingegangen.

## Definition

Der Begriff *Agranulozytose* bedeutet strenggenommen das völlige Fehlen aller Granulozyten im peripheren Blut. Es werden jedoch in der Literatur verschiedene Definitionen für den Begriff der Agranulozytose mit unterschiedlichen Grenzwerten für Gesamtleukozyten- und Granulozytenzahl verwendet. In den letzten Jahren hat sich zunehmend durchgesetzt, von einer Agranulozytose zu sprechen, wenn die Zahl der Granulozyten im peripheren Blut unter $500/\text{mm}^3$ absinkt. Dabei ist in der Regel auch die Gesamtleukozytenzahl vermindert, kann jedoch auch noch im unteren Normbereich liegen (Finch 1983).

Auch für das Vorliegen einer *Leukopenie* werden unterschiedliche Grenzwerte angegeben, jedoch besteht zunehmende Übereinstimmung, bei einem Unterschreiten einer Gesamtleukozytenzahl von $3000/\text{mm}^3$ von einer Leukopenie zu sprechen.

## Pathogenese

Die Pathogenese der medikamenten-induzierten Agranulozytose ist erst teilweise aufgeklärt.

Klassischerweise wurden bisher drei Typen unterschieden (Pisciotta 1978):

Typ 1: Immunreaktion gegen die zirkulierenden Granulozyten (z. B. Pyrazolone); dosisunabhängiger Leukozytenabfall innerhalb von Stunden; jede Reexposition führt zum sofortigen Rückfall.

Typ 2: Toxische Schädigung der Granulozyten-Vorläuferzellen im Knochenmark, wohl über eine Hemmung der DNS-Synthese; als Folge davon allmähliches Absinken der Granulozytenzahl im Blut (z. B. Phenothiazine).

Typ 3: Agranulozytoseformen, die mit Zeichen eines Lupus erythematodes einschließlich positiver antinukleärer Faktoren verbunden sind (Pseudo-LE, z. B. Phenytoin).

Neuere Forschungsergebnisse zeigen jedoch gewisse Überschneidungen zwischen Typ 1 und 2 in manchen Fällen, so daß die klare Gegenüberstellung der verschiedenen Pathomechanismen wohl zu modifizieren sein wird (Heit u. Heimpel 1982).

## Klinisches Bild und Diagnose

Die Trias septische Temperaturen, Tonsillitis mit Ulzerationen der Mundschleimhaut sowie schwere Neutropenie galt lange Zeit als klassische Symptomatik der Agranulozytose. Heutzutage wird das klinische Bild durch sofortige Einnahme von Antibiotika manchmal abgeschwächt, bevor die Diagnose einer Agranulozytose gestellt wird. Deshalb sollte nach Heimpel u. Abt (1979) bei jedem unter medikamentöser Therapie auftretenden hochfieberhaften Infekt ein Differentialblutbild angefertigt werden, unbedingt jedoch bei jedem ungewöhnlich protrahierten oder progredienten Verlauf bzw. wenn es unter antibiotischer Behandlung zu keiner anhaltenden Entfieberung kommt. Blutbildveränderungen und klinische Symptomatik treten zwar typischerweise gemeinsam auf, jedoch können Patienten mit einer *beginnenden* Agranulozytose vor einer zusätzlichen Infektion auch klinisch unauffällig sein (Pisciotta 1969). Das Differentialblutbild ist daher für die Diagnosestellung von ausschlaggebender Bedeutung.

## Vorkommen unter Psychopharmaka

### Hypnotika und Sedativa

Unter *Barbituraten* wurden Agranulozytosen als seltene unerwünschte Wirkungen beschrieben. *Benzodiazepine* gelten als weitgehend frei von hämatotoxischen Wirkungen; ein Fall einer Agranulozytose unter Chlordiazepoxid ist publiziert (Kaelbling u. Conrad 1960). Unter *Chloralhydrat,* einem in der Psychiatrie häufiger eingesetzten Hypnotikum, sind Leukopenien als sehr seltene Komplikation beschrieben (Baumgartner et al. 1982).

Erheblich größere praktische Bedeutung haben Agranulozytosen unter Neuroleptika und Antidepressiva.

### Neuroleptika

Am bekanntesten sind Agranulozytosen in Verbindung mit Phenothiazinderivaten sowie mit dem ebenfalls trizyklischen Neuroleptikum Clozapin; man muß jedoch aufgrund der vorliegenden Erkenntnisse davon ausgehen, daß grundsätzlich alle trizyklischen Neuroleptika, also auch die Thioxantenderivate und Prothipendyl zu einer Agranulozytose führen können. Fallmitteilungen liegen auch über schwere Neutropenien unter Butyrophenonen vor, so daß das Risiko einer Blutbildschädigung prinzipiell bei allen neuroleptisch wirksamen Substanzen in Betracht gezogen werden muß (Helmchen u. Hippius 1975). Zur *Häufigkeit* liegen Zahlen vor allem für die Phenothiazine vor. Die gefundenen Häufigkeiten variieren von Autor zu Autor erheblich, nach einer Literaturübersicht zwischen 0,004 und 6,8/1000 Patienten, wobei in dieser Übersicht die Abhängigkeit der gefundenen relativen Häufigkeit von der Größe der untersuchten Stichprobe deutlich wird: Je größer die überwachte Population ist, desto niedriger liegt die beobachtete relative Häufigkeit. Im allgemeinen wird aufgrund dieser Zahlen von einer relativen Häufigkeit Phenothiazin-induzierter Agranulozytosen von 0,1–1/1000 ausgegangen (Anderman u. Griffith 1977). Für Butyrophenone liegen keine vergleichbaren Zahlen vor. Generell muß bei einer solchen Risikoabschätzung insbesondere für Einzelsubstanzen berücksichtigt werden, daß in der psychiatrischen Praxis Kombinationstherapien auch mit verschiedenen potentiell blutbildschädigenden Medikamenten gleichzeitig häufig sind und damit die Berechnung relativer Risiken für einzelne Medikamente oder Medikamentengruppen erheblich erschwert wird (Spieß-Kiefer u. Grohmann 1987).

### Antidepressiva

Eine Agranulozytose ist als seltene Komplikation einer Behandlung mit trizyklischen Antidepressiva bekannt. Sie gilt allgemein als seltener in Zusammenhang mit dieser Substanzgruppe als in Verbindung mit Phenothiazinen, jedoch liegen hierzu keine vergleichbaren Untersuchungen vor. Auch im Zusammenhang mit den tetrazyklischen Antidepressiva Maprotilin und neuerdings insbesondere Mianserin wurden Agranulozytosen beschrieben (Finch 1983). Das Fehlen zuverlässiger Vergleichsdaten für die alteingeführten trizyklischen Substanzen sowie die Tatsache, daß Publikationen schwerwiegender unerwünschter Wirkungen neu eingeführter Substanzen in der Regel eine Häufung entsprechender Fallmitteilungen nach sich ziehen, erschweren eine zuverlässige Beurteilung möglicher Unterschiede des Agranulozytoserisikos der Einzelsubstanzen erheblich. Für die klinische Praxis ist ähnlich wie bei den Neuroleptika auch in erster Linie bedeutsam, daß prinzipiell bei allen tri- und tetrazyklischen Antidepressiva an die Möglichkeit einer schwerwiegenden Blutbildschädigung gedacht werden muß.

Unter Tranylcypromin, dem einzigen in der Bundesrepublik erhältlichen *MAO-Hemmer,* sind bisher keine Blutbildschädigungen bekannt geworden.

## Zeitpunkt des Auftretens und Risikogruppen

Wie generell bei medikamenten-induzierten Agranulozytosen beobachtet, sind auch bei den durch Neuroleptika und Antidepressiva induzierten Fällen Frauen 2- bis 3mal häufiger als Männer betroffen, dabei beide Geschlechter überwiegend im mittleren bis höheren Lebensalter. Die überwiegende Mehrzahl der Fälle manifestiert sich in den ersten 10 Behandlungswochen, insbesondere in der 6.–10. Behandlungswoche, in Einzelfällen jedoch auch bereits nach 1- bis 2wöchiger Therapie und sehr selten auch nach längeren als 10wöchigen Behandlungszeiträumen (Helmchen u. Hippius 1975; Wintrobe 1981).

## Erkennung

Zur *rechtzeitigen* Erkennung einer beginnenden Agranulozytose sind regelmäßige Blutbildkontrollen gerade in dem besonders kritischen Zeitraum der ersten 10 Behandlungswochen die entscheidende Maßnahme. Auch wenn die Notwendigkeit regelmäßiger wöchentlicher Blutbildkontrollen in den ersten Behandlungswochen mit Neuroleptika oder Antidepressiva nicht unumstritten ist (Litvak u. Kaelbling 1971), belegen doch die Fälle, in denen aufgrund regelmäßiger Blutbildkontrollen Agranulozytosen noch vor Entwicklung einer klinischen Symptomatik durch zusätzliche Infektionen erkannt werden konnten, die Effektivität dieser Maßnahme. Solche Erfahrungen liegen aus den Untersuchungen von Pisciotta vor und konnten im Rahmen des AMÜP-Projektes zur Erfassung unerwünschter Arzneimittelwirkungen bei psychiatrischen Patienten in jüngster Zeit bestätigt werden (Pisciotta 1973; Spieß-Kiefer u. Grohmann 1987). Da eine Agranulozytose mit praktisch völligem Verschwinden der Granulozyten auch gelegentlich bei noch niedrig normalen Gesamtleukozytenzahlen beobachtet wurde, sollte möglichst bei einem Absinken der Gesamtleukozytenzahl auf Werte unter 4000/mm$^3$ ein Differentialblutbild angefertigt werden, unbedingt jedoch bei Absinken unter die kritische Grenze von 3000/mm$^3$. Dies ist gerade bei Neuroleptikabehandlung wichtig, da hier passagere Leukopenien, die sich auch unter Fortführung der Therapie zurückbilden, nicht selten vorkommen (in ca. 10%) (Wintrobe 1981).

## Maßnahmen

Die Agranulozytose stellt eine potentiell lebensbedrohliche Komplikation einer medikamentösen Therapie dar; trotz intensiv-medizinischer Behandlungsmöglichkeiten wird auch heute noch von einem tödlichen Ausgang in 10-30% der Fälle ausgegangen (Heit u. Heimpel 1982). Die Prognose hängt entscheidend von der rechtzeitigen Diagnosestellung ab.

Wenn eine Agranulozytose oder schwere Granulozytopenie festgestellt wurde, ist als erster Schritt das sofortige Absetzen aller in Frage kommenden Medikamente erforderlich. Hierzu ist eine genaue Medikamentenanamnese wichtig, die gerade bei ambulanten Patienten auch alle womöglich von anderen Ärzten gleichzeitig verordneten Medikamente einschließen muß. Die für die Auslösung einer Agranulozytose in Frage kommenden Medikamentengruppen zeigt Tabelle 1. In der Regel normalisiert sich das Blutbild nach Absetzen der auslösenden Medikamente innerhalb von 2 Wochen. Wenn

**Tabelle 1.** Substanzklassen, die als Auslöser einer Agranulozytose angeschuldigt wurden (nach Spieß-Kiefer u. Grohmann 1987)

- Analgetika
- Antimalariamittel
- Antiinfektiös wirksame Medikamente
- Antikoagulanzien
- Antirheumatika
- Antiarrhythmika
- Schilddrüsenmedikamente
- Antikonvulsiva
- Penizilline und andere Antibiotika
- Antidiabetika
- Antituberkulostatika
- Diuretika
- Antihistaminika
- Psychopharmaka

**Tabelle 2.** Differentialdiagnose der Arzneimittelinduzierten Agranulozytose (aus Arzneimittelbrief 1983)

- Zytostatika- und/oder Strahlentherapie
- Präleukämie, akute Leukämien
- Panmyelopathie
- KM-Infiltration durch maligne Lymphome oder solide Tumoren
- Selektive Neutropenien (zyklische Neutropenie, chronisch-idiopathische Neutropenie u. a.)
- Vitamin $B_{12}$- und/oder Folsäuremangel
- Hypersplenismus
- Virusinfektionen

zusätzlich zu der Blutbildveränderung bereits Fieber und Zeichen einer Infektion vorliegen, ist eine stationäre Behandlung, je nach Schweregrad mit intensivmedizinischer Überwachung sowie eine Behandlung mit Breitspektrum-Antibiotika erforderlich. Bei protrahiertem Verlauf müssen nichtmedikamentöse Ursachen einer Agranulozytose (Tabelle 2) differentialdiagnostisch in Erwägung gezogen und entsprechend untersucht werden.

## Schlußfolgerungen

Aus dem bisher Gesagten lassen sich für die Behandlung mit Neuroleptika und Antidepressiva folgende Richtlinien ableiten (Spieß-Kiefer u. Grohmann 1987):

1. Die akute arzneimittelbedingte Agranulozytose ist nach Absetzen der auslösenden Medikamente reversibel. Der potentiellen Lebensgefahr durch schwere Infektionen kann jedoch nur durch rechtzeitige Diagnosestellung begegnet werden.
2. Ein langsames Absinken der Granulozyten im Blut aufgrund einer toxischen Knochenmarksschädigung kann durch regelmäßige Blutbildkontrollen frühzeitig erkannt werden.
3. Bei jeder Medikamentenänderung besteht wieder das gleiche potentielle Risiko wie zu Beginn der ersten Behandlung.
4. Vor Beginn der medikamentösen Behandlung muß ein Differentialblutbild erstellt werden; unter stationären Bedingungen sollten dann in den ersten drei Behandlungsmonaten wöchentliche Blutbildkontrollen erfolgen. Für die Praxis sind wöchentliche Kontrollen in den ersten 10 Wochen zu empfehlen, danach in monatlichen Abständen.
5. Grundsätzlich ist an das erhöhte Risiko für Frauen und ältere Patienten insgesamt zu denken.
6. Die Anzahl der gleichzeitig gegebenen Medikamente sollte möglichst gering gehalten werden.

7. Bei jedem unter medikamentöser Therapie auftretenden unklaren hochfieberhaften Infekt muß sofort ein Differentialblutbild erfolgen, insbesondere wenn die Gabe von Antibiotika ohne Erfolg bleibt.

8. Bei einer mäßiggradigen Leukopenie mit normaler Differenzierung sollten häufigere Blutbildkontrollen durchgeführt werden; ein eventuelles Absetzen der verordneten Medikation hängt von dem Verlauf dieser Kontrollen ab.

9. Bei Diagnosestellung einer Agranulozytose müssen alle nicht vital indizierten Medikamente sofort abgesetzt werden. In der Regel normalisiert sich das Blutbild im Verlauf von 1-2 Wochen wieder vollständig. Je nach Schwere des Krankheitsbildes können auch eine Intensivüberwachung sowie eine antibiotische Therapie nötig sein; eine kausale Behandlung ist nicht möglich.

10. Die weitere Behandlung mit Psychopharmaka richtet sich nach dem psychopathologischen Bild und sollte mit einem Medikament aus einer chemisch anderen Substanzklasse fortgesetzt werden.

11. Weitere Erkenntnisse zu diesem Problem können nur gewonnen werden, wenn möglichst viele der entsprechenden Fälle dem Bundesgesundheitsamt und/oder der Arzneimittelkommission gemeldet werden.

## Literatur

*Andermann B, Griffith RW* (1977) Clozapine-induced agranulocytosis: A situation report up to August 1976. Eur J Clin Pharmacol 11: 199-201

Arzneimittelbrief (1983) Die arzneimittelinduzierte Agranulozytose. Arzneimittelbrief 17: 89-92

*Baumgartner A, Hoigné R, Müller U, Hess T* (1982) Medikamentöse Schäden des Blutbildes. Schweiz Med Wochenschr 112: 1530-1539

*Finch SC* (1983) Neutropenia. In: Williams WJ, Beutler E, Erslev A, Lichtman MA (eds) Hematology, 3rd edn. McGraw-Hill, New York

*Heimpel H, Abt C* (1979) Medikamente und akute Agranulozytosen: Medikamentenanalyse bei 42 Patienten. Dtsch Med Wochenschr 104: 731-736

*Heit W, Heimpel H* (1982) Arzneimittel-induzierte Agranulozytose. Fortschr Med 100: 1844-1850

*Helmchen H, Hippius H* (1975) Über Blutzellschädigungen durch trizyklische Psychopharmaka. Dtsch Ärztebl 72: 2961-2964

*Kaelbling R, Conrad FG* (1960) Agranulocytosis due to chlordiazepoxide hydrochloride. JAMA 174: 1863-1865

*Litvak R, Kaelbling R* (1971) Agranulocytosis, leukopenia, and psychotropic drugs. Arch Gen Psychiatry 24: 265-276

*Pisciotta AV* (1973) Immune and toxic mechanisms in drug-induced agranulocytosis. Semin Hematol 10: 279-310

*Pisciotta AV* (1978) Drug-induced agranulocytosis. Drugs 15: 132-143

*Pisciotta AV* (1979) Agranulocytosis induced by certain phenothiazine derivatives. JAMA 208: 1862-1868

*Spieß-Kiefer C, Grohmann R* (1987) Blutbildveränderungen unter Neuroleptika und ihre Bewertung. MMW 129: 173-175

*Spieß-Kiefer C, Grohmann R, Schmidt LG, Rüther E* (1988) Blutbildveränderungen unter Neuroleptika und ihre Bewertung. In: Helmchen H, Hippius H, Tölle R (Hrsg) Therapie mit Neuroleptika: Perazin. Thieme, Stuttgart (im Druck)

*Wintrobe M* (1981) Clinical hematology. Lea & Febiger, Philadelphia

## Diskussion

**Hippius:** Das Hauptproblem, das ich für die Praxis sehe, sind die wöchentlichen Blutbildkontrollen.

**Rüther:** Ich will die Empfehlung wöchentlicher Blutbildkontrollen durch den Allgemeinarzt noch etwas komplizieren mit der Frage nach der Dosisabhängigkeit des Agranulozytoserisikos. Wenn wir empfehlen, daß bei jedem Patienten, der 10 mg eines Antidepressivums bekommt, wöchentlich Blutbildkontrollen durchgeführt werden müssen, dann wird diese Forderung ad absurdum geführt. Meine Frage ist deshalb, ob hier eine Dosisabhängigkeit besteht und ab welcher Dosis z. B. eines trizyklischen Antidepressivums man mit einem erhöhten Agranulozytoserisiko rechnen und dann auch Blutbildkontrollen durchführen muß.

**Grohmann:** Die durch den toxischen Mechanismus ausgelöste Agranulozytose ist mit Sicherheit dosisabhängig. Es ist jedoch nicht sicher belegt, was die untere toxische Menge ist, und da fängt leider das Problem wieder an, da wir diese toxische Grenze nicht kennen.

**Kissling:** Welche Beobachtungen bzw. Untersuchungen liegen der Empfehlung zugrunde, die Blutbildkontrolle gerade in diesem wöchentlichen Zeitintervall durchzuführen?

**Grohmann:** Diese Empfehlung resultiert aus der Beobachtung, daß es nicht zu einem plötzlichen Einbruch der Granulozytenzahl kommt, sondern in der Mehrzahl der Fälle tatsächlich zu einem allmählichen Absinken über einen Zeitraum von 1–3 Wochen. Allerdings muß man betonen, daß dieser Verlauf nicht generell bei allen Agranulozytosefällen unter Psychopharmaka beobachtet wird. Es gibt auch Agranulozytosen unter Psychopharmaka, bei denen es zu einem sehr plötzlichen Granulozytenabfall gekommen ist, was dann eher auf einen allergischen Mechanismus hindeutet. Diese Fälle kann man auch durch die wöchentlichen Kontrollen nicht rechtzeitig erkennen.

**Wörz:** Sie haben die unsachkundige polemische Diskussion über Agranulozytosen bei Metamizol verfolgt. Nun hat die Boston-Studie ergeben, daß das Risiko sehr viel geringer ist als ursprünglich von Nichtfachleuten veröffentlicht wurde, d.h. daß das Risiko bei etwa 1:1 000 000 Behandlungstagen liegt. Das bedeutet, daß das Risiko bei Phenothiazinen, das Sie auf 0,1–1/1000 geschätzt haben, sehr viel höher ist. Demnach müßte hier eine größere Wachsamkeit geboten sein, da nach diesen Zahlen das Risiko bei den Phenothiazinen und den Antidepressiva sehr viel höher sein dürfte als bei Metamizol.

**Grohmann:** Ein Problem der Boston-Studie ist, daß in verschiedenen Zentren ganz unterschiedliche Agranulozytose-Häufigkeiten gefunden wurden, so daß man die daraus gefundene Gesamtzahl sicherlich mit einigen Fragezeichen versehen muß.

Zu den Phenothiazinen und Antidepressiva: Sicher muß das Agranulozytoserisiko hier durchaus ernst genommen werden, auch wenn, wie ich vorhin ausgeführt habe, das genaue Risiko nicht bekannt ist und in den vorliegenden Untersuchungen zu Phenothiazinen je nach Größe des Patientenkollektivs um Zehnerpotenzen variiert und für Antidepressiva nur gesagt werden kann, daß das Risiko wohl etwas geringer als bei Phenothiazinen ist. Darum gab ich ja mein Votum für die Blutbildkontrollen ab, auch im Wissen darum, daß eine enorme Zahl von Blutbildern sicherlich unauffällig gefunden werden, bei denen man sagen kann, das hätte man sich sparen können; zur Sicherheit, meine ich, sind diese Blutbildkontrollen aber tatsächlich erforderlich, da die vorwiegend toxischen Agranulozytosen, die eben unter Phenothiazinen und Antidepressiva nach derzeitigem Wissensstand überwiegen, dadurch doch rechtzeitig erkannt werden können.

**Daunderer:** Es ist für den Praktiker technisch und finanziell undurchführbar, wöchentliche Blutbildkontrollen durchzuführen. Hier wäre die Frage, ob man diese Kontrollen auf wöchentliche Leukozytenkontrollen reduzieren könnte. Der Kassenarzt darf pro Patient nur einmal im Vierteljahr ein Blutbild anfertigen, und wenn er ein zweites macht, muß er das begründen. Die Abrechnung eines dritten Differentialblutbildes wird nur dann möglich sein, wenn eine nachgewiesene Schädigung vorliegt. Wiederholte prophylaktische Blutbildkontrollen sind bei Krankenscheinpatienten sicher nicht realisierbar.

Würden Sie empfehlen, daß auch eine Bestimmung der Thrombozyten miteinbezogen wird?

**Grohmann:** Auf die Thrombozytopenien bin ich noch nicht eingegangen, auch die können unter Psychopharmaka auftreten. Sie scheinen jedoch seltener zu sein. Es gibt nur wenige Fälle von Thrombozytopenien, die auch zu klinischen Manifestationen geführt haben, so daß man wahrscheinlich ein vertretbares Maß an Sicherheit hat, wenn man zunächst nur die Leukozytenzahl kontrolliert und dann eben bei einem niedrigen Leukozytenwert, unter 3000 bzw. besser schon unter 4000 ein Differentialblutbild anfertigt und dann auch die Thrombozyten mituntersucht.

**Daunderer:** Bei dem allergischen Geschehen ist es doch so, daß die Empfindlichkeit der Thrombozyten größer ist. Sie könnten dann aufgrund von Thrombozytenmessungen Rückschlüsse darauf ziehen, ob sich eine Störung der Granulozytopoese abzeichnet.

**Grohmann:** Meines Erachtens würde man durch das Bestimmen der Thrombozyten das Problem nicht lösen. Die Untersuchungen zur Pathogenese der Agranulozytose geben keinen Anhaltspunkt dafür, daß Veränderungen an den Thrombozyten oder an den Thrombozytenvorläufern Hinweise darauf geben, daß sich eine Agranulozytose entwickelt. Das ist gerade das Merkmal vieler Agranulozytosen, daß die Thrombozytogenese und auch die Erythropoese nicht betroffen sind. Von daher erscheint mir diese Empfehlung nicht als sichere Alternative.

**Daunderer:** Es ist wahrscheinlich so, daß die Thrombozytenzahl nur beim allergischen Geschehen mit absinkt. Beim rein toxischen Geschehen ist es beschränkt auf die Leukozyten.

**Kissling:** Gerade weil es auch um den Praktiker geht, wollte ich noch ein prinzipielles Problem ansprechen und zwar die Nutzen-Risiko-Abwägung. Wenn ich Ihre eigenen Daten anschaue, beurteile ich das Agranulozytoserisiko eigentlich weniger dramatisch als Sie. Von 12 000 Fällen aus der Klinik, die ja verglichen mit der ambulanten Behandlung sicher höhere Dosen erhalten haben,

entwickelten nur 3 Patienten eine Agranulozytose, davon verliefen zwei asymptomatisch und alle drei benigne. Dem gegenüber steht auf der anderen Seite der unbestrittene riesige therapeutische Nutzen. Meines Erachtens sollten wir gegenüber dem Praktiker das Agranulozytoserisiko doch eine Stufe niedriger setzen, was aufgrund der niedrigeren Dosierung von Psychopharmaka in der ambulanten Praxis sicher sinnvoll zu begründen ist. Ich sehe sonst die Gefahr, daß dann, wenn man das nicht relativiert, häufig diese Medikamente nicht gegeben oder kürzer gegeben werden als erforderlich.

**Grohmann:** Man muß in diesem Zusammenhang natürlich berücksichtigen, daß wir eine Reihe von Leukopenien um 3000 gefunden haben, bei denen das Psychopharmakon bereits vom behandelnden Arzt abgesetzt worden ist, so daß wir nicht wissen, was aus diesen Fällen geworden wäre, wenn der Arzt nicht abgesetzt hätte. Wir wissen also nicht, wie viele Agranulozytosen wir gefunden hätten, wenn nicht schon in dieser Phase *aufgrund von Blutbildkontrollen* diese Medikamente abgesetzt worden wären.

**Hippius:** Wir sollten bei der Beurteilung des Agranulozytoserisikos berücksichtigen, daß dies drei Fälle sind, bei denen die Granulozytenzahl auf unter 500 abgefallen ist, *trotz* systematischer Erfassung des Blutbildes.
Wenn ich das bisher Gesagte zusammenfasse, sind die Kenntnisse auf diesem Gebiet trotz der Länge des Einsatzes dieser Präparate immer noch so begrenzt, daß man keine endgültigen Richtlinien aufstellen kann. Aufgrund der Erfahrungen und bisher vorliegenden Literatur, würde ich jedoch sagen, daß auf der einen Seite eine gewisse Dosisabhängigkeit des Agranulozytoserisikos schon dadurch anzunehmen ist, da die meisten Fallberichte von Patienten stammen, die trizyklische Neuroleptika der Phenothiazinreihe genommen haben, welche in einer Dosis über 100 mg gegeben werden, nämlich Thioridazin, Perazin, Clozapin und Chlorpromazin.

Im Gegensatz dazu sind Agranulozytosefälle unter den Neuroleptika, die im 10-, 20- sowie 30-mg-Bereich gegeben werden, wie z. B. Perphenazin oder Fluphenazin, sehr viel seltener beobachtet worden, obwohl diese Präparate wahrscheinlich etwa gleich häufig verordnet werden. Eine exaktere Beurteilung könnte nur abgegeben werden, wenn Daten über die Zahl der Patienten, welche mit einer bestimmten Dosis über eine bestimmte Zeit mit einem Neuroleptikum behandelt wurden, als Bezugsgröße zur Verfügung ständen. Demgegenüber steht eine Gruppe von Antidepressiva, die ebenfalls eine trizyklische bzw. tetrazyklische Struktur aufweisen und in einer Dosis zwischen 100 und 250 mg gegeben werden, bei denen jedoch Agranulozytosen sehr viel seltener auftreten. Hier scheint es mit Mianserin sogar ein Präparat zu geben, bei dem es trotz einer Gabe im niedrigen Dosisbereich häufig zu Agranulozytosen kommt. Mit den bisher vorliegenden Erkenntnissen ist diese Häufung von Agranulozytosen unter Mianserin nicht zu erklären.

Jeder praktische Arzt, der Psychopharmaka einsetzt, sollte m. E. darüber informiert sein, daß es in abschätzbarer aber nicht eindeutig definierbarer Häufigkeit ein Agranulozytoserisiko gibt. Wenn er sich darauf verlassen kann, daß er seinem Patienten oder aber auch den Angehörigen die klinischen Frühsymptome einer Agranulozytose als Warnsymptome vermitteln kann, könnte er die Leukozytenkontrolle auch weitmaschiger durchführen. Allerdings sollte man die Frühsymptome nicht so definieren, daß bei jedem Schnupfen sofort das Präparat abgesetzt wird. Jedem Arzt, der Psychopharmaka einsetzt, soll das Agranulozytoserisiko bewußt sein, und er soll alle Vorsichtsmaßnahmen treffen, um sie rechtzeitig zu erkennen und Todesfälle zu vermeiden. Ich möchte noch einmal betonen, daß für mich die Agranulozytose nicht das eigentliche Problem darstellt, sondern die Erkennung und die adäquate Behandlung des Patienten, bei dem sich eine Agranulozytose entwickelt hat.

**Rüther:** Für mich ist die Frage noch nicht beantwortet, bei welchen Psychopharmaka und bei welchen Patienten Blutbildkontrollen in welcher Frequenz durchgeführt werden sollen.

**Hippius:** Ich will meine Empfehlung gerne weiter differenzieren. Einmal habe ich ja versucht, diese Präparateklassen nach ihrem unterschiedlichen Agranulozytoserisiko zu unterscheiden. Es spricht darüber hinaus manches dafür, daß Frauen im mittleren und höheren Lebensalter besonders gefährdet sind. Zu berücksichtigen ist auch der Gefährdungszeitpunkt zwischen der 6. und der 10.–15. Behandlungswoche. Auch wenn es nicht eindeutig belegt ist, weist die Gesamtheit der kasuistischen Berichte in diese Richtung. Für den praktischen Arzt würde ich empfehlen, in erster Linie Frauen im mittleren und höheren Lebensalter, die mit den vorhin genannten Präparaten behandelt werden, verhältnismäßig engmaschig zu kontrollieren, im Gegensatz dazu würde ich mich bei jüngeren Männern, die mit Neuroleptika in niedriger Dosierung, wie z. B. Fluphenazin behandelt werden, auf 4wöchentliche Blutbildkontrollen beschränken, auch wenn das Risiko nicht voll auf 0 zurückgeht. Diese Patienten würde ich allerdings intensiv über die Frühsymptome informieren.

**Wörz:** Ist die wissenschaftliche Basis schon so valide, daß wir sagen können, daß die Butyrophenone eindeutig günstiger in der Bewertung des Agranulozytoserisikos abschneiden, als die Phenothiazine? Die Folgerung daraus wäre ja, daß Butyrophenone bevorzugt einzusetzen sind und auch propagiert werden sollten. Ist die Basis so gut, daß wir eine solche Empfehlung geben können?

**Hippius:** Bei dieser Beurteilung müssen ja noch andere Faktoren mitberücksichtigt werden. Z. B. ist Clozapin zwar bekannt für ein hohes Agranulozytoserisiko, es hat aber demgegenüber hinsichtlich der extrapyramidalmotorischen Spätwirkung praktisch ein

Nullrisiko. Demgegenüber haben Butyrophenone zwar ein sehr geringes Agranulozytoserisiko, aber ein hohes Risiko hinsichtlich der Spätdyskinesien, und dies muß gegeneinander abgewogen werden. Ideal wäre es, wenn die pharmazeutische Industrie ein Butyrophenon mit Clozapin-Wirkungscharakter entwickeln würde.

**Grohmann:** Ich glaube, es wäre voreilig, schon jetzt irgendwelche Zahlen zu nennen, unsere Erfahrungen sprechen sicherlich auch für ein höheres Risiko bei Phenothiazinen, auf der anderen Seite kommt es bei Butyrophenonen leider zu sehr vielen und auch gerade akuten Störungen, die insbesondere in der ambulanten Behandlung eine wichtige Rolle spielen können. Frühdyskinesien stellen sicher keine bedrohliche Komplikation dar, sie können aber in der ambulanten Situation zu einem Therapieabbruch durch den Patienten und, wenn es ein akuter schizophrener Patien ist, auch zu einer Gefährdung durch die unzureichende Behandlung führen. Ich denke, da gibt es viele Faktoren, die man gegeneinander abwägen muß.

**Merksätze für die Praxis zum Thema:**

AGRANULOZYTOSERISIKO
BEI PSYCHOPHARMAKATHERAPIE:
ERKENNUNG UND MASSNAHMEN

1. Vor Beginn der Behandlung mit tri- und tetrazyklischen Neuroleptika bzw. Antidepressiva muß ein komplettes Blutbild (einschließlich Differentialblutbild) gemacht werden. Für die Praxis sind wöchentliche Kontrollen der Leukozytenzahl in den ersten 10 Wochen zu empfehlen; danach ist die Leukozytenzahl in monatlichen Abständen zu kontrollieren.

2. Bei jeder Medikamenten-Umstellung besteht wieder das gleich potentielle Risiko wie zu Beginn der ersten Behandlung.

3. Bei Frauen, aber auch bei männlichen Patienten im höheren Lebensalter, ist bei der Therapie mit tri- und tetrazyklischen Neuroleptika bzw. Antidepressiva ein insgesamt höheres Leukopenie-Risiko zu beachten.

4. Bei jedem unter medikamentöser Therapie auftretenden unklaren hochfieberhaften Infekt muß sofort ein Differentialblutbild gemacht werden. Jeder Patient ist darüber aufzuklären, daß er bei Auftreten von Infektsymptomen wie Fieber – vor allem in Verbindung mit entzündlichen Veränderungen im Mund-Rachen-Raum – unverzüglich seinen Arzt aufsuchen muß.

5. Bei einer mäßiggradigen Leukopenie mit normalem Differentialblutbild ist unter bestimmten Sicherheitsvorkehrungen gerechtfertigt, die Therapie fortzusetzen. Es müssen dann aber häufigere Blutbildkontrollen (notfalls 2–3mal/ Woche) durchgeführt werden. Ein eventuelles Absetzen der verordneten Medikation hängt von dem Verlauf dieser Kontrollen ab.

6. Wenn eine Agranulozytose diagnostiziert worden ist, müssen alle nicht vital indizierten Medikamente sofort abgesetzt werden.

7. Die weitere Behandlung mit Psychopharmaka richtet sich nach dem psychopathologischen Bild und sollte mit einem Medikament aus einer chemisch anderen Substanzklasse fortgesetzt werden.

# Antidepressiva in der Behandlung chronischer Kopfschmerzpatienten

*R. Wörz*

## Schmerz und Depression

Die Zusammenhänge von Schmerz und Depression sind aus mehreren Gründen von besonderem klinischen Interesse. In verschiedenen Studien wurde bei 36–66% depressiver Patienten Kopfschmerz gefunden, bei 17–65% Brust- Herz-, bei 7–17% Rücken- und bei 10–12% Extremitätenschmerz (Pöldinger 1980). Zusammengefaßt dominiert die Lokalisation im Bereich von Kopf und Rumpf. Eingebettet in andere Phänomene depressiver Erkrankungen kommt Schmerz bei verschiedenen Depressionsformen häufig vor: In einer Serie von 161 depressiven Patienten, die in eine psychiatrische Klinik in Schweden (von Knorring et al. 1983) eingewiesen wurden, litten 57% unter Schmerz, Frauen häufiger als Männer (64 vs. 48%). Bei einem Teil handelt es sich hier glaubhaft um schwere, unerträgliche Schmerzsyndrome, die diagnostisch nicht immer erkannt und entsprechend fehlbehandelt werden (Wörz u. Lendle 1980).

Bei Patienten mit neurotisch-reaktiver Depression sind sie eher noch häufiger als bei solchen mit Zyklothymie (von Knorring et al. 1983; Lehrl et al. 1980). Lehrl et al. registrierten bei 41 von 52 Patienten mit psychogener Depression Schmerzangaben (79%). Davon klagten 85% über Kopfschmerz, je ⅓ über Herz- und Bauchbeschwerden.

Andererseits führen chronische somatogene Schmerzzustände bei einem Teil der Patienten zu einem algogenen Psychosyndrom, gekennzeichnet durch dysphorisch-depressive Verstimmung, Reizbarkeit und Gereiztheit, Einengung von Erlebnisfähigkeit und Interessen (Wörz 1977). Darüber hinaus bewirken sie Appetitlosigkeit, Schlafstörungen, Libido- und Potenzschwäche (Sternbach 1974).

Während in der angloamerikanischen Literatur zu diesem Thema die Ähnlichkeit vegetativer Begleiterscheinungen bei Depressionen und Schmerzzuständen hervorgehoben wurde, können phänomenologisch typische Unterschiede zwischen endogenen Depressionen mit begleitenden Schmerzzuständen und organischen Schmerzsyndromen mit begleitender Depressivität festgestellt werden (Kockott 1985): Die Art der Traurigkeit ist bei Schmerzpatienten mißmutig-depressiv, während endogen Depressive eher versteinert und verhärmt wirken, freudlos und unfähig, traurig sein zu können. Endogen Depressive sind in der Regel antriebsgehemmt bei innerer Unruhe, Schmerzpatienten eher durch ständiges Leiden motorisch und in ihren sozialen Bezügen eingeengt. Endogen Depressive zeigen in 50–60% ein typisches Morgentief mit verstärkter Ausprägung der Depressionszeichen, Suizidgedanken und -impulsen, Schuld- und Versündigungsideen. Patienten mit somatogenen Schmerzsyndromen leiden eher unter Einschlafstörungen und einem zerhackten Schlaf.

Die Basis in der Behandlung von Schmerzsyndromen im Rahmen endogener und psychogener Depressionen besteht in der Verabreichung von Antidepressiva. Daneben ist der Wert einiger Substanzen bei verschiedenen chronischen Schmerzzuständen organischen Ursprungs belegt.

## Antidepressiva bei somatogenen Schmerzsyndromen

Französische Kliniker veröffentlichten ab 1960, daß das erste trizyklische Antidepressivum *Imipramin* bei neurologischen Schmerzsyndromen (Paoli et al. 1960) und bei Karzinomschmerz (Bergouignan u. Force 1960; Hugues et al. 1963) in der Mehrzahl der Fälle wirksam ist. In einzelnen Studien wurde eine höhere Responderrate erreicht als bei Depressiven (Hugues et al. 1963; Lindsay u. Wyckoff 1981).

Ebenfalls in offenen Studien erwies sich *Clomipramin* als analgetisch effektiv, wobei insbesondere Studien über seine Anwendung bei Karzinomschmerzpatienten durchgeführt wurden (Adjan 1970; Gebhardt et al. 1969).

Bei Kopf- und Gesichtsschmerzen wurde *Amitriptylin* am besten evaluiert: Bei *Spannungskopfschmerz* erzielten Lance u. Curran (1964) in der Dosis von 30–75 mg pro Tag bei 55% ihrer Patienten anhaltende Besserungen, hingegen nur bei 22% auf Placebo. Später wurde auch der prophylaktische Wert bei *Migräne* ermittelt: In einem doppelblind-kontrollierten Crossover-Versuch fanden Gomersall u. Stuart (1973) bei einer Tagesdosis von 10-60 mg eine Verringerung der Attackenfrequenz um 42% gegenüber Placebo. In einer großangelegten Studie von Couch et al. (1976) wurde ein Rückgang der Anfallsfrequenz um 55% und der mittleren Anfallsdauer von 60% registriert, ein hochsignifikanter Unterschied gegenüber Placebo.

## Posttraumatischer Kopfschmerz

Diese chronisch-persistierende Form des Kopfschmerzes nach Schädelhirntrauma weist eine diffuse Qualität und Lokalisation in der Tiefe des Kopfes auf. Sie ist mit Persönlichkeitsveränderungen verknüpft, mit erhöhter Reizbarkeit, depressiver Verstimmung, Konzentrationsminderung, Schwindel, visuellen Akkommodationsstörungen, Alkoholintoleranz und Libidoverringerung. Dieser Dauerkopfschmerz stellt eine erhebliche familiäre Belastung und berufliche Leistungs- und Anpassungsminderung dar. Nach psychischer oder physischer Belastung, nach Alkoholgenuß und auf Hitzeeinwirkung tritt eine Schmerzsteigerung auf (International Association for the Study of Pain 1986).

Therapeutisch können hydrierte Secalealkaloide (Heyck 1982), Betarezeptorenblocker (Thoden 1985) oder, beim Vorliegen von Anfällen, Antikonvulsiva eingesetzt werden. In einer kontrollierten Studie konnten Tyler et al. (1980) die Effektivität von Amitriptylin nachweisen.

Bei mehreren heterogen zusammengesetzten Gruppen chronischer Schmerzsyndrome erwies sich *Doxepin* wirksamer als Placebo (Hameroff et al. 1984; Thomalske et al. 1977) und etwa gleichgut wie Desipramin (Ward et al. 1984).

In einer placebo-kontrollierten Studie bei Patienten mit idiopathischen Gesichtsneuralgien ergab sich eine hochsignifikante Überlegenheit von Doxepin bei *Tic douloureux* (Thomalske et al. 1977). Diese Art von Gesichtsschmerz ist ätiopathogenetisch, klinisch und therapeutisch – sowohl in medikamentöser als auch in chirurgischer Hinsicht – prinzipiell von Dauerschmerzen nozizeptiver, neurogener und zentralnervöser Genese zu differenzieren.

Bei Vorliegen von Tic douloureux sind lediglich antikonvulsive Substanzen wirksamer als Placebo. Demnach könnte die Effektivität von Doxepin mit seiner antikonvulsiven Eigenschaft zusammenhängen (Ojemann et al. 1983; Pinder et al. 1977).

## Breites Wirkspektrum trizyklischer Antidepressiva

In Zusammenhang mit der stark erwünschten antidepressiven Wirkung setzte sich bei einem Spektrum trizyklischer Verbindungen der präsumptive Begriff ‚Antidepressiva' durch. In verschiedener Ausprägung und unterschiedlich gut belegt, besitzen diese Stoffe jedoch eine Reihe weiterer Wirkeigenschaften. Beispielsweise sind die klinisch relevanten *Effekte von Doxepin* (Pinder et al. 1977):

- antidepressiv,
- anxiolytisch,
- sedierend,
- schlaffördernd,
- anticholinerg,
- muskelrelaxierend.

Chronische Schmerzsyndrome, insbesondere auch chronische Spannungskopfschmerzen und Migräne, sind in der Mehrzahl der Fälle multifaktoriell bedingt und im Beschwerdebild komplex. Entsprechend dem Wirkspektrum der verschiedenen Antidepressiva können differente Teileffekte sinnvoll genutzt werden. Da chronische Schmerzpatienten in der Regel eher unruhig, gereizt, affektlabil und schlafgestört sind, werden sedierende Antidepressiva (Amitriptylin, Doxepin) häufiger als anregende Substanzen eingesetzt. Bei akutem Schmerz ergab sich in experimentellen Studien beim Menschen und in der klinischen Tätigkeit keine hinreichende Wirksamkeit.

## Literatur

*Adjan M* (1970) Zur therapeutischen Beeinflussung des Schmerzsyndroms bei unheilbar Tumorkranken. Ther Gegenw 109: 1620–1629

*Bergouignan M, Force L* (1960) Effects cliniques de l'Imipramine (Tofranil) dans certains syndromes douloureux d'origine organique. Congrès de Psychiatrie et de Neurologie de langue française. LXIII session, Lille 1960. Masson, Paris, pp 912–916

*Blumer D, Heilbronn M, Pedrazza E* (1980) Systematic treatment of chronic pain with antidepressants. Henry Ford Med J 28: 15–21

*Couch J, Ziegler DK, Hassanein MSPH* (1976) Amitriptyline in the prophylaxis of migraine. Effectiveness and relationship of antimigraine and antidepressiv effects. Neurology (Minneap) 26: 121–127

*Gebhardt H-H, Beller J, Nischk R* (1969) Behandlung des Karzinomschmerzes mit Chlorimipramin (Anafranil). Med Klin 64: 751–756

*Gomersall JD, Stuart A* (1973) Amitriptyline in migraine prophylaxis. Changes in pattern of attacks during a controlled clinical trial. J Neurol Neurosurg Psychiatry 36: 684–690

*Hameroff SR et al.* (1984) Doxepin's effects on chronic pain and depression: A controlled study. J Clin Psychiatry 45: 47–52

*Heyck H* (1982) Der Kopfschmerz, 5. Aufl. Thieme, Stuttgart

*Hugues A, Chauvergne J, Lissilour J, Lagarde C* (1963) Imipramine utilisée comme antalgique majeur en carcinologie. Presse Méd 71: 1073–1074

International Association for the Study of Pain (1986) Classification of chronic pain. Pain (Suppl) 3: 51–5225

*Knorring L von, Perris C, Eisemann M, Perris H* (1983) Pain as a symptom in depressive disorders. I. Relationship to diagnostic subgroup and depressive symptomatology. Pain 15: 1926

*Kockott G* (1985) Psychiatrische Aspekte chronischer Schmerzzustände. Therapiewoche 42: 4815–4821

*Kuhn R* (1957) Über die Behandlung depressiver Zustände mit einem Iminodibenzylderivat (G 22355). Schweiz Med Wochenschr 87: 1135–1140

*Lance JW, Curran DA* (1964) Treatment of chronic tension headache. Lancet II: 1236–1239

*Lehrl S, Zenglein R, Gallwitz A* (1980) Schmerzangaben bei Schizophrenie sowie endogener und psychogener Depression im Vergleich zu Schmerzangaben bei definierten Körpererkrankungen. Krankenhausarzt 53: 55–62

*Lindsay PG, Wyckoff M* (1981) The depression-pain syndrome and its response to antidepressants. Psychosomatics 22: 571–577

*Ojemann LM, Friel PN, Trejo WJ, Dudley D* (1983) The effect of doxepin on seizure frequency in depressed epileptic patients. Neurology (NY) 33: 646–648

*Paoli F, Carcourt G, Cossa P* (1960) Note préliminaire sur l'action de limipramine dans les états douloureux. Rev Neurol 102: 503–504

*Pinder RM, Brogden RN, Speight TM, Avery GS*

(1977) Doxepin up-to-date: A review of its pharmacological properties and therapeutic efficacy with particular reference to depression. Drugs 13: 161–218

*Pöldinger W* (1980) Diagnostik und Therapie der Depressionen in der Praxis. Musik Med 6: 7–24

*Sternbach RA* (1974) Pain patients. Traits and treatment. Academic Press, London

*Thomalske G, Dinkelmann W, Karakoulakis E* (1977) Erfahrungen mit Doxepin-Hydrochlorid in der Therapie von Gesichtsschmerzen. In: Dimitriou EC (Hrsg) Proceedings of the 2nd South-East European Neuropsychiatric Conference, Thessaloniki 1977, S 591–596

*Thoden U* (1985) Medikamentöse Behandlung der Migräne und chronischer Kopfschmerzen. In: Hackenthal E, Wörz R (Hrsg) Medikamentöse Schmerzbehandlung in der Praxis. G. Fischer, Stuttgart, S 201–219

*Tyler GS, McNeely HE, Dick ML* (1980) Treatment of post-traumatic headache with Amitriptyline. Headache 20 (4): 213

*Ward NG, John A, Bokan MP, Benedetti C, Butler S, Spengler D* (1984) Antidepressants in concomitant chronic back pain and depression: Doxepin and desipramine compared. J Clin Psychiatry 45: 54–57

*Wörz R* (1977) Psychiatrische Aspekte des Schmerzes und der Schmerztherapie. Therapiewoche 27: 1790–1801

*Wörz R, Lendle R* (1980) Schmerz - psychiatrische Aspekte und psychotherapeutische Behandlung. G. Fischer, Stuttgart

## Diskussion

**Beck:** Ist dieser „analgetische Effekt von Antidepressiva" abhängig von der depressionslösenden Wirkung und sind Unterschiede beobachtet worden bezüglich der Verträglichkeit und der analgetischen Wirksamkeit bei depressiven und nichtdepressiven Patienten? Wie lange sollte ein Antidepressivum bei chronischen Kopfschmerzpatienten gegeben werden?

**Wörz:** Die wissenschaftliche Basis für Empfehlungen ist sehr schmal. Ich habe Ihnen einige Studien referiert. Es gibt natürlich sehr viel mehr Arbeiten darüber, die jedoch nicht unter kontrollierten Bedingungen bzw. nicht von erfahrenen Klinikern durchgeführt wurden. Wenn man sich die Arbeiten kritisch anschaut, wurden nahezu kaum Vergleichsstudien mit wissenschaftlichem Design veröffentlicht. Meines Erachtens wäre das eine Aufgabe für die nahe Zukunft. Ein weiteres Dilemma ist, daß einerseits diejenigen, die es betrifft, d.h. die Psychiater, traditionell in der Behandlung von Schmerzzuständen nicht ausgebildet werden. Das ist ein Problem der Schmerztherapie seit Mitte des 19. Jahrhunderts. Umgekehrt können somatologisch orientierte Ärzte oft nicht die psychiatrischen Aspekte angemessen erfassen.

Zur Frage, ob sich antidepressive und analgetische Wirkungen gegenseitig bedingen, gibt es mehrere in den letzten Jahren durchgeführte Studien, die immer deutlicher zeigten, daß der analgetische Effekt, der ebenfalls mit einer gewissen Verzögerung eintritt, unabhängig von der antidepressiven Wirkung ist. In einigen Studien war die Responderrate bezüglich des analgetischen Effekts höher als die antidepressive Responderrate.

**Rüther:** Meines Erachtens bedingen sich die antidepressive und die analgetische Wirkung der Antidepressiva sehr stark und können nicht voneinander getrennt werden. Das bringen Sie ja auch mit dem Begriff des algogenen Psychosyndroms zum Ausdruck.
Wie erklären Sie sich den biochemischen Mechanismus der analgetischen Wirkung der Antidepressiva? Spielt hier die serotonerge Wirkung der Antidepressiva eine Rolle?

**Wörz:** Das algogene Psychosyndrom ist definiert als depressive Folgeerscheinung auf einen organischen Schmerz. Wenn ich das algogene Psychosyndrom mit einem Thymoleptikum behandle, dann nutze ich natürlich seine antidepressive Eigenschaft. Es gibt jedoch chronische Schmerzpatienten, die das algogene Psychosyndrom nicht entwickeln und bei denen die Schmerzintensität gut auf

Antidepressiva anspricht. Insofern können wir diese beiden Bereiche „antidepressive Wirkung" und „analgetische Wirkung" durchaus differenzieren.

Zur Frage des biochemischen Wirkmechanismus gibt es nur hypothetische Vorstellungen. Es ist nicht genau bekannt, wie Antidepressiva analgetisch wirken. Das nozizeptive System ist sehr viel komplexer als vor 10–15 Jahren angenommen wurde. Wichtig ist, daß es neben dem schmerzerregenden, schmerzleitenden System mehrere wichtige Schmerzhemmechanismen gibt. Neben dem Endorphin-Enkephalin-System ist das serotoninerge System und auch das noradrenerge System bei der Schmerzhemmung wahrscheinlich von erheblicher Bedeutung.

Man hat früher angenommen, daß das Serotonin eine besonders wichtige Rolle spiele, und daß entsprechend solche Antidepressiva, die serotonerg wirken, bevorzugt eingesetzt werden sollten. Tatsächlich ergaben Studien, daß Zimelidin oder Clomipramin gut analgetisch wirksam sind. Wenn man jedoch die Ergebnisse von Vergleichsstudien mit solchen Antidepressiva heranzieht, die am noradrenergen System ansetzen, findet man keine Unterschiede.

**Rüther:** Die Folgerung daraus wäre doch für den Praktiker, daß es von der Biochemie her nicht möglich ist, im Bereich der Behandlung von chronischen Kopfschmerzen Differentialindikationen für einzelne Antidepressiva zu empfehlen.

**Wörz:** Vom biochemischen Mechanismus her geht es nicht. Meines Erachtens sind hierzu weitere wissenschaftliche Studien erforderlich. Es gibt Untersuchungen, die gezeigt haben, daß Amitriptylin - langfristig verabreicht - bei Migräne prophylaktisch wirksam ist [Couch, J.R., Ziegler, D.K., Hassanein, M.S.P.H. (1976) Amitriptyline in the prophylaxis of migraine. Effectiveness and relationship of antimigraine and antidepressant effects. Neurology (Minneap) 26: 121–127; Gomersall, J.D., Stuart, A. (1973)

Amitriptyline in migraine prophylaxis. Changes in pattern of attacks during a controlled clinical trial. J Neurol Neurosurg Psychiatry 36: 684–690], ebenso wirkt es beim chronischen Spannungskopfschmerz [Lance, J.W., Curran, D.A. (1964) Treatment of chronic tension headache. Lancet II: 1236–1239]. Ich halte es durchaus für denkbar, daß sich durch eine Serie von klinischen Studien gewisse Unterschiede herauskristallisieren, welches Antidepressivum bei welchem Schmerzsyndrom am ehesten einen Erfolg verspricht.

**Maier:** Es werden ja z.B. beim chronischen Spannungskopfschmerz häufig auch Biofeedback-Methoden und ähnliche Entspannungstechniken empfohlen. Gibt es Studien, die die Wirksamkeit von Antidepressiva im Vergleich zu solchen Entspannungsmethoden zeigen? Und die zweite Frage: Wie Sie wissen, setzt die antidepressive Wirksamkeit eines Thymoleptikums nicht sofort ein, sondern erst nach einer Latenzzeit von 2–3 Wochen. Haben Sie hinsichtlich der analgetischen Wirkung ebenfalls diese Wirklatenz beobachtet, z.B. wenn Sie chronische Kopfschmerzpatienten mit Amitriptylin behandeln?

**Wörz:** Auch diese Fragen sind mit wissenschaftlichen Methoden noch nicht untersucht. Es gibt keine Vergleichsuntersuchungen, ob z.B. Biofeedback beim Spannungskopfschmerz besser wirksam ist als Amitriptylin oder Doxepin. Bezüglich der Wirklatenz gibt es einige Hinweise, daß der analgetische Effekt, ebenfalls wie der beruhigende Effekt, vor der antidepressiven Wirkung eintritt.

**Bönisch:** Soweit mir bekannt ist, wird zwischen einer schmerzdistanzierenden und einer analgetischen Komponente im engeren Sinne im Wirkspektrum der Thymoleptika unterschieden. Aus meiner Erfahrung mit Tumorschmerz-Patienten weiß ich aber, daß es bei sehr starken Schmerzzuständen, z.B.

bei Pankreaskarzinom nicht zu einer Schmerzdistanzierung kommt. Obwohl bei solchen Patienten das begleitende depressive Syndrom, z.B. mit Doxepin, effektiv behandelt werden konnte, veränderte sich der Schmerz unter dieser Thymoleptikagabe nicht. Wie erklären Sie sich ein solches Phänomen?

**Wörz:** Wir müssen bei Schmerzpatienten differenzieren. Die meisten älteren Untersuchungen gingen von heterogenen Patientengruppen aus. Es gibt zweifelsfrei Patienten, bei denen der Schmerz unter einer Psychopharmakatherapie persistiert, bei anderen Patienten tritt hingegen auf Neuroleptikagabe oder auch auf bestimmte Antidepressiva so etwas wie eine Distanzierung ein. Bei Karzinompatienten haben Psychopharmaka m.E. nur eine adjuvante Funktion. Alleine gegeben reichen sie selten aus. Auch wenn es nicht immer gelingt, den Schmerz zu beseitigen, ist oft schon viel gewonnen, wenn gequälte, schlaflose, suizidgefährdete Krebskranke ihre Menschenwürde wiedererlangen und sagen können: Ich habe zwar noch Schmerzen, aber die sind erträglich, ich kann wieder schlafen, ich kann am sozialen Leben wieder teilnehmen.

**Pflug:** Ich beobachte in meiner klinischen Praxis ein häufiges Phänomen, daß Patienten, die eine Depression entwickeln, keine Migräne bekommen. Auch andere Schmerzsyndrome verschwinden häufig während einer schweren Depression. Wenn man diese Patienten z.B. mit Amitriptylin behandelt, löst sich die Depression, und es ist häufig ein prognostisch günstiges Zeichen, wenn die Migräneattacken wieder auftreten. Die Patienten sagen dann: Ich bin froh, daß ich die Migräne wieder habe, die Depression war viel schlimmer. Wenn Sie diese Patienten dann mit Amitriptylin weiterbehandeln, kommt es nicht zu einem Abklingen der Migräneattacken. Das ist für mich ein Widerspruch zu Ihren Aussagen bezüglich der mi-

gräneprophylaktischen Wirkung von Amitriptylin.

**Wörz:** Amitriptylin dürfte in diesem Fall kein gutes Beispiel sein, weil gerade Amitriptylin bei der Migräne prophylaktisch wirksam ist. In den 70er Jahren habe ich endogen Depressive, die unter Schmerzen litten, mit experimentellen Methoden untersucht und ebenfalls scheinbar paradoxe Ergebnisse erhalten. Bei diesen Patienten war die Schmerzschwelle eher erhöht – in der endogenen Depression kann es also zu einer Anhebung der Schmerzschwelle kommen. Das erscheint nur auf den ersten Blick paradox, denn in diesem Fall entstehen die Schmerzerlebnisse ja zentralnervös. Es gibt andere Beispiele von Hypoalgesie bzw. Hypästhesie in der Körperperipherie, wobei die Patienten aber dennoch unter Schmerzen leiden, z.B. bei postherpetischen Schmerzsyndromen oder bei der Syringomyelie.

**Schmauss:** Ich möchte noch einmal in Erinnerung rufen, daß Antidepressiva in der Schmerzbehandlung ja sowohl eine phasenprophylaktische Wirkung, z.B. bei der Migräne, als auch eine akute Wirkung haben. Ich habe in der Neurologie z.B. sehr viele Patienten mit Herpes-Neuritiden gesehen, die extrem gut auf eine Therapie mit Antidepressiva angesprochen haben. Insofern glaube ich, ist es wichtig zu unterscheiden, daß Antidepressiva einerseits eine prophylaktische Wirkung und andererseits eine akute analgetische Wirkung haben, die wesentlich schneller eintritt als der antidepressive Effekt. Die oben erwähnten Patienten haben häufig schon nach 4–5 Tagen eine deutliche Besserung ihrer Schmerzen angegeben.
Gibt es Studien, in denen die neuroleptisch-thymoleptische Therapie mit einer reinen thymoleptischen Behandlung verglichen worden ist?

**Wörz:** In der Tat reagieren chronische postherpetische Schmerzsyndrome auch sehr gut auf bestimmte Antidepressiva. Es gibt allerdings auch hier wiederum nur sehr wenige Studien.

Die neuroleptisch-thymoleptische Kombinationsbehandlung hat u. a. Herr Kocher sehr propagiert. Vielleicht ist die Kombination besser wirksam als die Antidepressiva-Monotherapie. Allerdings hat diese Frage meines Wissens noch niemand exakt in einer Vergleichsstudie untersucht, so daß es wissenschaftlich nicht erwiesen ist, daß die Kombination besser als die reine Gabe eines Antidepressivums wirkt.

**Merksätze für die Praxis zum Thema:**

ANTIDEPRESSIVA IN DER BEHANDLUNG CHRONISCHER
KOPFSCHMERZPATIENTEN

1. Chronische Schmerzsyndrome und Depressionen überlappen sich in Pathogenese und Symptomatik. Im Rahmen depressiver Erkrankungen treten oft Schmerzerlebnisse auf; am häufigsten leiden die Patienten unter Kopfschmerzen. Umgekehrt können chronische Schmerzzustände oft zu psychischen Veränderungen depressiven Gepräges führen.

2. Trizyklische Antidepressiva haben seit über 20 Jahren einen festen Platz im Gesamtbehandlungsplan chronischer Schmerzsyndrome. Sie können chronische Schmerzzustände auch unabhängig vom Vorliegen einer Depression lindern.

3. Bei chronischen Kopfschmerzen werden trizyklische Antidepressiva, v.a. zur Behandlung des Spannungskopfschmerz sowie zur Migräneprophylaxe, in durchschnittlichen Tagesdosen von etwa 25–75 mg eingesetzt.

4. Da chronische Schmerzpatienten in der Regel eher unruhig, gereizt, affektlabil und schlafgestört sind, werden sedierende Antidepressiva wie Amitriptylin oder Doxepin häufiger als anregende Antidepressiva eingesetzt.

# Psychopharmaka in der Behandlung von Malignompatienten

*R. Kocher*

Nach Wilder-Smith u. Senn (1987) bestanden bei 34% von über 400 ambulanten und stationären Patienten unterschiedlicher Tumorstadien und -diagnosen Schmerzen. 12% aller Patienten gaben starke, 2% „unerträgliche" Schmerzen an. Bei 10–15% der Tumorpatienten sind Schmerzen nicht malignombedingt. Wird nach dem Tumorstadium differenziert, bestehen Schmerzen in 30–40% der frühen und 50–100% der fortgeschrittenen Stadien. Nicht jeder Schmerz bei Tumorkranken heißt automatisch „Tumorprogression". Art und Ursache der Schmerzen sind abzuklären (Tabelle 1).

Nach Abklärung der Schmerzursachen muß entschieden werden, welche Möglichkeiten der Schmerztherapie individuell bei jedem Patienten indiziert sind (Tabelle 2).

**Tabelle 1.** Ursachen von Schmerzzuständen bei Tumorkranken (nach Senn u. Glaus 1982)

*1. Schmerzen, direkt durch Tumor verursacht:*
- Infiltration von Nervengewebe (z.B. im Periost),
- neurale Kompression (Rückenmark, Plexus).

*2. Schmerzen, indirekt durch Tumor ausgelöst:*
- pathologische Skelettfraktur,
- Obstruktion von Hohlorganen (Koliken, Dysphagie),
- peritumorale Entzündung und Infekte.

*3. Komplikationen, spontan und iatrogen:*
- schmerzhafte Begleitinfekte (Herpes zoster u.a.),
- vaskuläre (Thromboembolien usw.),
- Therapie - Toxizität (Stomatitis, Phlebitis usw.),
- metabolisch (Schmerzmediatoren).

*4. Psychogen:*
- Angst, Depression, Verzweiflung, Aggression.

**Tabelle 2.** Möglichkeiten der Schmerztherapie bei Tumorkranken (nach Senn und Glaus 1982)

*1. Kausale Tumortherapie*
Beste und dauerhafte Schmerztherapie und -prophylaxe (kurative und palliative Tumorreduktion durch Chirurgie, Radio- und/oder Chemotherapie)

*2. Symptomatische Schmerztherapie*

| | |
|---|---|
| Chirurgie: | Frakturprophylaxe/-fixation, Entlastungseingriffe (Hohlorgane) |
| Radiotherapie: | gezielte Schmerzbestrahlung, z.B. bei Skelettmetastasen |
| Anästhesie: | lokale Nerven- bzw. Plexusblockade (Lidocain) neurolytische Injektionen (Phenol, Alkohol) peri-/intradurale Morphingabe |
| Neurochirurgie: | Elektrostimulation des Rückenmarks Chordo-/Rhizotomie u.a. |
| Medizin: | analgetische Pharmakotherapie: <br> - Antirheumatika - „einfache, antiphlogistisch wirksame Analgetika" (Prostaglandinhemmer) <br> - nicht-alkaloide Schmerzmittel <br> - Alkaloide (morphinartige) <br> - Psychopharmaka: Neuroleptika, Antidepressiva |

*3. Psychotherapie*
(Information, Konfliktverarbeitung)

Wird nach allen Abklärungen die Indikation für eine Behandlung mit Analgetika gestellt, hat eine stufenweise angepaßte Analgetikatherapie zu erfolgen, die sich an vielen Tumorzentren mit großer Erfahrung bewährt hat. Tabelle 3 gibt ein Beispiel einer stufenweise angepaßten Analgetikatherapie bei Tumorkrankheiten mit chronischen Schmerzen.

**Tabelle 3.** Stufenschema für die Analgetikatherapie (oral) bei Tumorkrankheiten mit chronischen Schmerzen (nach Wilder-Smith u. Senn 1987)

| Schmerzstufe | Medikamente | Dosis |
|---|---|---|
| I mäßig | - Azetylsalizylsäure | 3–4 × 0,5–1 g/Tag |
| | - Indomethacin | 3–4 × 50 mg<br>(+ 100 mg als Supp. nachts) |
| | - Ibuprofen | 3–4 × 400–600 mg |
| | - evtl. + Neuroleptika/Antidepressiva | |
| II stark | - Paracetamol (-haltige Kombinationen) | 4–6 × 500–1000 mg |
| | - Tramadol | 4–6 × 50–100 mg |
| | - evtl. + Neuroleptika/oder Antidepressiva | |
| III schwer | - Morphinhydrochlorid 2%<br>(vorzugsweise in Tropfenform) | 4–8 × 10–30 mg |
| | - Morphin mit Langzeitwirkung (MST) | 2–3 × 30–60 mg |
| | - Buprenorphin | 2–3 × 0,2–0,4 mg |
| | - Tilidin-N | 4–8 × 50–100 mg |
| | - evtl. + Antidepressiva oder Neuroleptika | |

Im Rahmen einer solchen stufenweisen Analgetikatherapie müssen unbedingt folgende Grundregeln eingehalten werden: Die Schmerzen sollen durch eine *regelmäßige Analgetikaverabreichung* verhindert und nicht erst nachbehandelt werden. Eine „On-demand"-Verordnung („Nach-Bedarf-Verordnung") fixiert den Patienten auf die wiederkehrenden Schmerzen. Dies führt zu einer ständigen Dosissteigerung und einem Analgetikaabusus. Durch eine ausreichende Schmerzprophylaxe soll das „Schmerzgedächtnis" ausgelöscht werden. Die notwendige analgetische Dosierung wird bei jedem Patienten individuell angepaßt (Wilder-Smith u. Senn 1987).

Im obengenannten stufenweise angepaßten Analgetikatherapieschema kommen die Psychopharmaka, vor allem die Neuroleptika und Antidepressiva zur Anwendung. In der Tabelle 4 sind von den vielen Antidepressiva und Neuroleptika die aufgeführt, welche am häufigsten verordnet worden sind und über die somit die größten Erfahrungen vorliegen. Die Wahl der Psychopharmaka, die nach dem Therapieschema nur in Kombination mit einem Analgetikum verordnet werden sollen, richtet sich nach dem Allgemeinzustand des Patienten. Bei einem ängstlich Agitierten wird ein Antidepressivum oder ein

**Tabelle 4.** Psychopharmaka, die bei der Behandlung von Tumorschmerzen verwendet werden

| INN | Dosierung | Häufigste Nebenwirkungen |
|---|---|---|
| *Antidepressiva* | | |
| Amitriptylin/ Doxepin | 3 × 25 mg | Sedation, Hypotension, anticholinerge Nebenwirkungen |
| Clomipramin | 3 × 25 mg | Wie Amitriptylin, nicht sedierend, Tremor |
| *Neuroleptika* | | |
| Haloperidol | 3 × 0,5–1 mg | Anticholinerge und extrapyramidale Symptome (Dyskinesien, Akathisie, Parkinsonsyndrom) |
| Levomepromazin | 3 × 12,5–25 mg | Wie Haloperidol, stark sedierend |
| Je nach Klinik evtl. allmähliche Dosissteigerung. | | |

Neuroleptikum verordnet, das sedierende Eigenschaften hat, z. B. Amitriptylin oder Doxepin bzw. Levomepromazin. Bei einem apathischen, gehemmten, antriebsgedämpften Patienten ist ein aktivierendes Antidepressivum indiziert, z. B. Clomipramin und ein Neuroleptikum, das wenig sediert, z. B.

Haloperidol. Bei schweren Schmerzzuständen kann Clomipramin oder Doxepin intravenös gegeben werden als Dauertropfinfusion, 25/50 mg in 500 ml 5%er Glukoselösung während 2–3 h über einige Tage hin. Es ist wichtig und unerläßlich, daß mit dem Patienten die Nebenwirkungen besprochen werden und daß er auf diese aufmerksam gemacht wird. Eine Behandlung von Tumorschmerzen mit Psychopharmaka bietet folgende Vorteile:

- Wirkung auch bei Patienten, die auf die üblichen Analgetika nicht angesprochen haben,
- Analgetikapotenzierung,
- Analgetikaeinsparung,
- Verbesserung des gesamten psychischen Zustandes durch die antidepressive und anxiolytische Wirkung,
- auf den Einsatz von Opiat-Analgetika kann evtl. verzichtet oder der Einsatz zeitlich hinausgeschoben werden,
- bei der Gabe von Neuroleptika ist zusätzlich der antiemetische Effekt von großer Bedeutung.

Nach dem oben erwähnten stufenweise angepaßten Analgetika-Therapieschema wird je nach dem klinischen Zustandsbild des Patienten entweder ein Antidepressivum oder ein Neuroleptikum gegeben.
Nach unseren Erfahrungen hat sich eine Kombination von einem Neuroleptikum und einem Antidepressivum bewährt. Wir führen dies auf folgende Gründe zurück:

- Bei einer kombinierten Behandlung genügen allgemein niedrigere Dosen. Dadurch können starke und/oder störende Nebenwirkungen vermieden werden.
- Eine Kombinationsbehandlung umfaßt den antidepressiven und neuroleptischen Effekt. Einer von diesen fehlt oder ist ungenügend bei einer Monotherapie (s. Circulus vitiosus: Schmerz→Angst→Depression→Schmerz usw.).

Der gute Erfolg durch eine Behandlung mit Antidepressiva und/oder Neuroleptika wird vor allem dadurch erklärt, daß diese die Schmerzverarbeitung und das Schmerzerlebnis positiv beeinflussen. Man spricht von einer „Entpersönlichung des Schmerzes" und von einer „Schmerzdistanzierung". Die Psychopharmaka vermögen den verhängnisvollen Circulus vitiosus: Schmerz→vegetative Erregbarkeit→psychische Reaktionsweise→Schmerz etc. zu unterbrechen, ihre Wirkung ist dementsprechend um so eindrucksvoller, je stärker die Schmerzzustände von einer Störung des psychischen und vegetativen Gleichgewichtes beherrscht sind. Die Patienten gewinnen eine andere Einstellung zu ihrem Schmerz, er wird ihnen weniger bewußt, er kann leicht verarbeitet werden, und das quälende Schmerzerlebnis bleibt aus. Bei Tumorschmerzen kommt es häufig zu einem oft fatalen Circulus vitiosus: Schmerz→Angst→Depression→Schmerz usw.
Neben dem rein psychotropen Effekt haben die Psychopharmaka eine echte analgetische Wirkung, die dadurch erklärt wird, daß sie auf die Neurotransmitter- und Neuromodulatorensysteme einwirken. Neuroleptika, vor allem das Haloperidol und andere Butyrophenone, sollen sich an Opiatrezeptoren binden und so eine analgetische Wirkung ausüben. Von anderen Autoren wird eine analgetische Wirkung bestritten, da die Konzentration der Neuroleptika am Rezeptor viel zu klein sei.
Die analgetische Wirkung der Antidepressiva wird auf die Aktivierung serotonerger absteigender hemmender Bahnen erklärt, ausgehend vom periaquäduktalen Grau über den Nucleus raphe magnus zum Rückenmark und noradrenerger absteigender hemmender Bahnen, ausgehend von der Formatio reticularis, zum Rückenmark zurückgeführt. Außerdem sollen die Antidepressiva die Dichte von Opiatrezeptoren im Gehirn erhöhen und die endogenen Opiate potenzieren (Lit. bei Kocher 1984).

## Literatur

*Antkiewicz-Michalik L, Rokosz-Pelc A, Vetrilani J* (1984) Increase in rat corticol (3H)-naloxone bindings site density after chronic administration of antidepressant agents. Eur J Pharmacol 102: 179-181

*Clay GS, Brougham LR* (1975) Haloperidol binding to an opiate receptor. Biochem Pharmacol 42: 1363-1367

*Creese J, Feinberg AP, Suyder SH* (1976) Butyrophenone influences on opiate receptor. Eur J Pharmacol 36: 231-235

*Feinmann C, Harris M, Cawley R* (1981) Psychogenical facial pain: Presentation and treatment. Br Med J 28: 436-438

*Kocher R* (1984) The use of psychotropic drugs in the treatment of pain in cancer patients. Recent Results Cancer Res 89: 118-127

*Kocher R* (1987) Depression und Schmerz. Therapiewoche Schweiz 2: 149-154

*Senn HJ, Glaus A* (1982) Schmerz und Schmerzbekämpfung bei Tumorkrankheiten. Schweiz Med Wochenschr 112: 1158-1164

*Spencer PSJ* (1976) Some aspects of pharmacology of analgesia. J Int Med Res 4: 1-14

*Takagy H* (1980) The nucleus reticularis paragiganto-cellularis as a site of analgesic-action of morphine and enkephaline. Trends Pharmacol Sci 1: 182-184

*Wilder-Smith CH, Senn HJ* (1987) Schmerzen bei Tumorpatienten. Arzneimitteltherapie 5: 139-151

## Diskussion

**Kocher:** Ich möchte noch einmal betonen – und damit an die Diskussion des Vortrags von Herrn Wörz anknüpfen –, daß Antidepressiva auch bei chronischen Schmerzpatienten wirken, die nicht depressiv sind. Es kann also sehr wohl zwischen einem analgetischen und einem antidepressiven Effekt differenziert werden. Auch tritt der analgetische Effekt mit einer viel kürzeren Wirklatenz ein, nämlich in der Regel schon nach 1 Woche, im Gegensatz zum antidepressiven Effekt, der erst nach etwa 2 Wochen eintritt.

**Wörz:** Ich stimme mit Ihnen völlig überein, daß der analgetische Effekt getrennt vom antidepressiven Effekt zu sehen ist. Ich habe nicht gesagt, daß die analgetische Wirkung erst mit dem depressionslösenden Effekt erfolgt, aber betont, daß sie nicht sofort eintritt, wie z. B. bei peripher wirkenden Analgetika oder bei einem Opioid, innerhalb von 30-60 min. Akut wirken Antidepressiva nach dem derzeitigen Kenntnisstand nicht.

**Götze:** Tumorpatienten empfinden ja ihre Schmerzen sehr unterschiedlich. Häufig sind die Schmerzen nicht von gleichbleibender Intensität. Besonders am Tage können sie sehr wechselhaft ausgeprägt sein. Gibt es Untersuchungen darüber, ob es bei Tumorpatienten wirksamer ist, sie auf ein Depot-Neuroleptikum einzustellen oder ob es günstiger ist, ihnen die Möglichkeit zu geben, täglich ein Analgetikum gegen die Schmerzen – je nach Intensität – einzunehmen?

**Kocher:** Mir persönlich ist keine Studie bekannt, bei der man Depot-Neuroleptika eingesetzt hat.

**Wörz:** Es liegt eine Arbeit von Schick und Mitarbeitern vor, die bei Karzinompatienten Flupentixol-Depot eingesetzt haben. Die Patienten, die dieses Neuroleptikum erhielten, wiesen einen niedrigeren Analgetikaverbrauch auf als Kontrollpatienten (Schick, E., Wolpert, E., Reichert, A., Queisser, W.: Neuroleptanalgesie mit einem hochpotenten Depotneuroleptikum zur Schmerztherapie bei metastasierenden Malignomen. Verhandlungen der Deutschen Gesellschaft für innere Medizin, Bd. 85. Bergmann, München 1979).

**Bönisch:** Ich möchte gern die Frage nach den Applikationsintervallen von Psychopharmaka noch einmal näher erörtern. Meines Erachtens ist es sehr wichtig, daß der Patient entscheidet, ob er z. B. ein sedierendes Psychopharmakon nimmt, um selbst zu bestimmen, ob er z. B. gedämpft sein und die Schmerzsymptome ausschalten will, oder ob er eventuell die Schmerzsymptome in Kauf nehmen will, weil er z. B. Besuch erwartet.

Das würde dann eigentlich einer Depot-Applikation entgegensprechen, weil diese nicht so gut steuerbar und handhabbar ist wie ein mit dem Patient zusammen ausgehandelter Therapieplan.

**Rüther:** Würden Sie demnach empfehlen, daß eine Psychopharmakagabe mit den Patienten abgesprochen werden sollte?

**Bönisch:** Ja, genauso wie die Analgetikagabe.

**Rüther:** Da würde ich sehr vorsichtig sein. Ich glaube nicht, daß zu dieser Empfehlung hier ein Konsens besteht.

**Kocher:** Bezüglich der Analgetikagabe wird eine regelmäßige Dosierung empfohlen, also keine Bedarfsapplikation („on demand").

**Wörz:** Bei Karzinompatienten handelt es sich meist um einen Dauerschmerz. Weltweit hat es sich durchgesetzt, auch von der WHO empfohlen, daß man den Karzinomschmerz in regelmäßigen Zeitintervallen behandelt, also nach einem festgelegten Zeitschema und *nicht* nach Verlangen Analgetika gibt. Die Weltgesundheitsorganisation hat hierzu vor kurzem auch ein entsprechendes Stufenschema bzw. eine Analgesieleiter empfohlen. Sie beginnt, wie Herr Kocher aufgezeigt hat, mit peripher wirkenden Analgetika und zusätzlich Neuroleptika und/oder Antidepressiva. Wird eine stärkere analgetische Wirkung benötigt, kommen schwach wirksame Opiode wie z.B. Kodein oder Dextropropoxyphen zum Einsatz und als letzte Alternative dann die stark wirksamen Opioide. Bei Karzinompatienten kann man Opioide bzw. morphinhaltige Analgetika [Twycross, R.G. (1980) Non-narcotic, corticosteroid and psychotropic drugs. In: Twycross, R.G., Ventafridda, V. (eds) The continuing care of terminal cancer patients. Pergamon, Oxford, pp 117–134) oder auch das Buprenorphin [Zenz, M., Piepenbrock, S., Tryba, M., Glocke, M., Everlien, M., Glauke, W. (1985) Langzeittherapie von Krebsschmerzen. Dtsch. Med. Wo-

chenschr. 110: 448–453] über Jahre hinweg regelmäßig geben, ohne daß sich nennenswerte Probleme wie Abhängigkeit oder gar Sucht entwickeln. Die Patienten sind sozusagen geschützt gegen eine Sucht. Man darf auf gar keinen Fall die Erfahrungen aus der Drogenszene auf die chronischen Schmerzpatienten übertragen. Wenn sich Toleranzprobleme bei Karzinompatienten entwickeln, kann man der Toleranz mühelos folgen, sofern man die Mittel oral gibt. Es besteht die Möglichkeit, die Dosierung zu steigern oder eventuell die Dosisintervalle zu reduzieren. Diese Vorgehensweise wird weltweit von allen führenden Schmerztherapeuten in derselben Weise praktiziert.

**Bönisch:** Ich möchte noch zu bedenken geben, daß es auch eine wesentliche Rolle spielt, in welchem Stadium der Tumorerkrankung dieses „Stufenschema" angewandt wird. Denn was Sie für die opiat- und morphinhaltigen Analgetika als letzte Wahl empfehlen, trifft natürlich für rezidivierende metastasierende Patienten im Frühstadium sicher in dem Umfang noch nicht zu. Bei diesen Patienten würde ich dann schon empfehlen, daß sie über die Einnahme der Medikation mitbestimmen können. Die Empfehlung einer regelmäßigen Applikation hat sich ja dadurch ergeben, daß eine große Unlust und auch Unwilligkeit bestand, wirksame Schmerzmittel bei Tumorpatienten zu geben. Ich verweise nur darauf, daß ein Großteil der Praktiker gar keine Betäubungsmittelrezeptformulare verfügbar hat. Es ist nach wie vor ein großer Mißstand, daß bei Tumorpatienten immer noch zu wenig effektive Schmerztherapie betrieben wird.

**Wörz:** Ich stimme Ihnen zu, daß im Frühstadium intermittierende Schmerzen auftreten können und daß in diesem Fall, vor allem nachts, selbstverständlich nur gelegentlich Schmerzmittel appliziert werden. Nur wird der Schmerz bei den Karzinompatienten dann zum Problem, wenn die Patienten quoad vitam verloren sind und sich in aller

Regel ein Dauerschmerz entwickelt hat. Hier hat sich die Therapie nach Zeitschema klar durchgesetzt.

**Schmauss:** Es ist ja bekannt, daß Lithium z. B. zur Prophylaxe des Cluster-Kopfschmerzes, erfolgreich eingesetzt wird. Gibt es Arbeiten, in denen die Wirkung von Lithium bei anderen, vor allem anfallsartig auftretenden Schmerzen untersucht wurde?

**Kocher:** Ich habe vor kurzem praktisch die gesamte Weltliteratur analysiert und sehe im Rahmen der Kopfschmerzbehandlung für Lithium nur eine Indikation beim „cluster headache".

**Hippius:** Auf dem Schema von Herrn Senn wurden die Benzodiazepine nicht aufgeführt.

Wie beurteilen Sie den Einsatz von Benzodiazepinen bei Malignompatienten, z. B. im Endstadium?

**Kocher:** Ich würde einen Einsatz im Terminalstadium empfehlen, und zwar dann, wenn es darum geht, eine muskuläre Verspannung zu lösen. Hier kann man mit gutem Gewissen Benzodiazepine wie z. B. das Diazepam oral oder auch i. v. verabreichen.

**Rüther:** Warum empfehlen Sie Benzodiazepine nur im Terminalstadium?

**Kocher:** Ich glaube nicht, daß Benzodiazepine bei solch schweren Schmerzen irgendeine Wirkung haben, außer der anxiolytischen Wirkung.

**Merksätze für die Praxis zum Thema:**

PSYCHOPHARMAKA IN DER BEHANDLUNG
VON MALIGNOMPATIENTEN

1. Wenn bei einem Malignompatienten die Indikation für eine *medikamentöse* Schmerzbehandlung gestellt worden ist, kommen Psychopharmaka (Antidepressiva, Neuroleptika) im Rahmen eines Stufenschemas für die Analgetikatherapie zur Anwendung.

2. Analgetika und Psychopharmaka müssen regelmäßig und in genügend hohen Dosen verordnet werden. Die Einnahme „nach Bedarf" führt zu ständiger Dosissteigerung und Analgetikaabusus.

3. Eine Behandlung von Tumorschmerzen mit Psychopharmaka kann folgende Vorteile bieten:
   - Wirkung auch bei Patienten, die auf die üblichen Analgetika nicht angesprochen haben,
   - Analgetikapotenzierung/Analgetikaeinsparung,
   - Verbesserung des psychischen Zustandes durch die antidepressive und anxiolytische Wirkung,
   - auf den Einsatz von Opiatanalgetika kann evtl. verzichtet oder der Einsatz zeitlich hinausgeschoben werden,
   - bei der Gabe von Neuroleptika ist zusätzlich der antiemetische Effekt von großer Bedeutung.

# Die Bedeutung von Antidepressiva in der Entzugsbehandlung Alkoholabhängiger

*M. Daunderer*

Beim Alkoholentzug unterscheiden wir die Phase der Entgiftung, die etwa 10 Tage dauert und die der Entwöhnung, die 9 Monate bis 2 Jahre beträgt.

In Abb. 1 werden die verschiedenen Trinkertypen nach Jellinek, ihre Diagnostik, das klinische Bild und die Therapie dargestellt. Nur etwa 15% der Alkohol- bzw. Sedativaabhängigen entwickeln nach dem Absetzen ihrer Droge ein Entzugsdelir und/oder einen Entzugskrampf. Bei einer reinen Alkoholabhängigkeit kann man zum Zeitpunkt eines noch bestehenden, nachgewiesenen Alkoholspiegels im Alkoholtest durch die einmalige intramuskuläre Injektion von 2 mg Physostigminsalizylat ein Entzugsdelir verhindern. Ein Entzugskrampf läßt sich bei entsprechender Anamnese (bei etwa 5% der Patienten) durch die 1- bis 3malige frühestmögliche Injektion von Phenytoin unmittelbar nach dem ersten negativen Alkotest beginnend, in Intervallen von 12 h wiederholt, verhindern.

Ein Alkohol- oder Schlafmittelentzugsdelir muß mit Clomethiazol-Infusionen auf einer Intensivstation behandelt werden. Die Definition eines Entzugsdelirs umfaßt die Trias der Symptome: Desorientiertheit, Halluzinationen, Tremor.

Alle übrigen Symptome wie Unruhezustände, Schweißausbrüche, Schlafstörungen, Appetitlosigkeit, Durchfall, Erbrechen, Durst u. a. werden als Prädelir bezeichnet. Die orale Behandlung des Delirs oder Prädelirs mit Clomethiazol, Benzodiazepinen oder Barbituraten ist riskant und sollte spätestens 10 Tage nach Einsetzen der Entzugserscheinungen beendet sein. Sollte eine längere Einnahme der Psychopharmaka erfolgen, ist zu berücksichtigen, daß mit geringen Alkoholmengen starke Rauschzustände erreicht werden können. Diese Patienten drängen nach der Alkoholentgiftung ihre Hausärzte zu einem unbegrenzten Verschreiben des Psychopharmakons. Bei dem Versuch, diese Medikamente abzusetzen, tritt schon nach wenigen Wochen ebenfalls ein Prädelir oder sogar ein Delir auf. Pirazetam, Carbamazepin oral oder Butyrophenon waren bei Doppelblindstudien nicht effektiver als Placebos. Da Polytoxikomane außerordentlich stark suggestibel sind, werden immer neue Präparate für die Behandlung des Prädelirs empfohlen, welche auch von manchen Patienten als sehr wohltuend empfunden werden.

Der Arzt benötigt jedoch für Patienten, die unter heftigen, jedoch nicht deliranten Entzugserscheinungen leiden, ein Medikament, das den Patienten ruhigstellt, ohne gefährliche Nebenwirkungen bei einem möglichen Rückfall mit Alkohol und ohne ein Abhängigkeitspotential zu haben.

Hier hat sich bei uns seit 1972 in über 20 000 Fällen Doxepin als Aponal 50 bewährt. Die kleine Lacktablette mit Bruchrille kann von dem Entzugspatienten mit oft extrem trockenen Mund, Schluckstörungen und Brechreiz leicht geschluckt werden. Die Dosierung beträgt 3 × ½ bis 3 × 1 Tablette pro Tag. Dieses trizyklische Antidepressivum hat bei hoher initialer Dosierung als Begleitwirkung einen schlafanstoßenden Effekt, der etwa nach 10 Tagen nicht mehr auftritt. Patienten, die weitere Effekte erwartet haben, setzen Doxepin dann enttäuscht ab, sodaß keine Gefahr der Entwicklung einer Doxepin-Abhängigkeit besteht. Andere Patienten

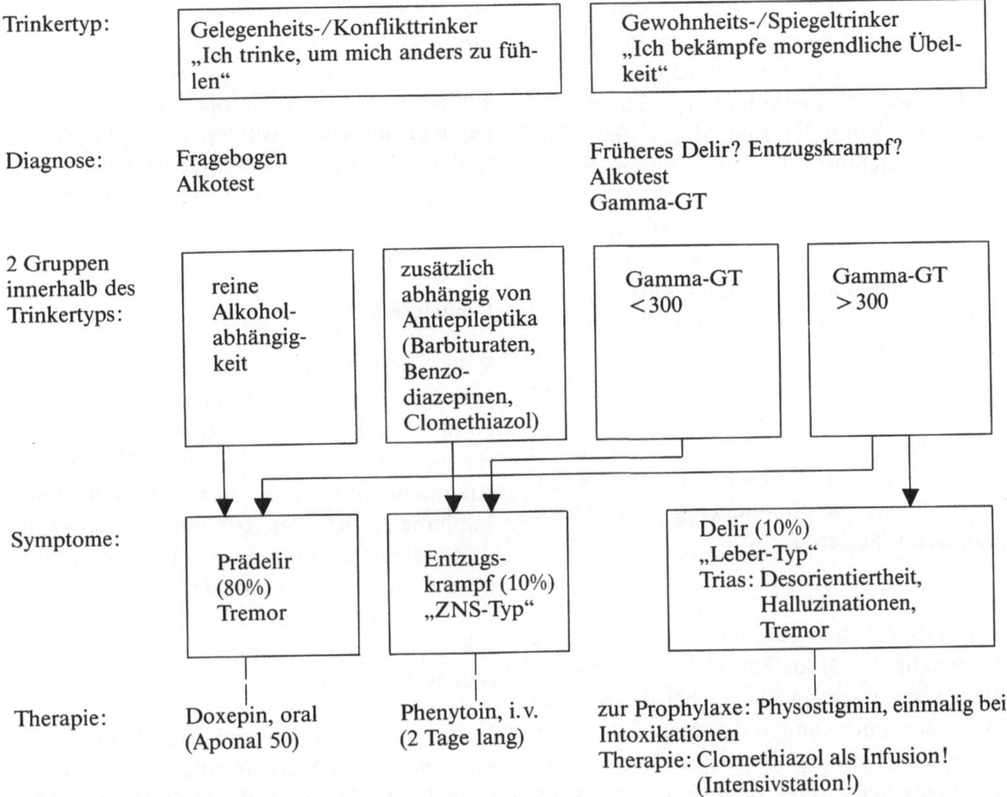


**Abb. 1.** Therapieübersicht: chronischer Alkoholismus

lernen mit Einsetzen der Entwöhnungsbehandlung die Medikation spätestens nach 6 Wochen abzusetzen. Manisch-depressive Patienten mit Alkoholabhängigkeit erhalten zusätzlich Lithium.

*(Literatur beim Verfasser)*

## Diskussion

**Beck:** Nach welchen Kriterien beurteilen Sie den Einsatz eines bestimmten Antidepressivums im Alkoholentzug? Spielt hier die psychomotorische Wirkung – also der primär dämpfende oder antriebssteigernde Effekt eine Rolle?

**Daunderer:** Vom Patienten werden natürlich die Antidepressiva bevorzugt, die einen deutlichen und schnellen Wirkungseintritt in Richtung Ruhigstellung haben. Doxepin hat sich in meiner Praxis für den Patienten als ein gut steuerbares Antidepressivum mit einem schnellen und deutlichen Dämpfungseffekt erwiesen. Darüber hinaus hat sich in meiner Praxis das Doxepin über lange Jahre hinweg als die Substanz herauskristallisiert, von der wir keinerlei Abhängigkeitsentwicklung feststellen konnten.

**Rüther:** Gibt es Doppelblindstudien, die diese Aussagen belegen?

**Daunderer:** Ich selbst habe bei prädeliranten Patienten eine placebokontrollierte Doppelblindstudie durchgeführt. Während in der

Placebogruppe nur 25% der Patienten erfolgreich behandelt werden konnten, lag die Erfolgsquote in der Doxepingruppe bei 80% (M. Daunderer, Toxikologische Enzyklopädie, Teil 2, Klinische Toxikologie 1980). Ein weiteres wichtiges Ergebnis dieser Studie war, daß in der Doxepingruppe kein höheres Risiko bezüglich eines Entzugskrampfes beobachtet werden konnte; die Anzahl der krampfenden Patienten unter Doxepin war nicht höher als diejenigen unter Placebo.

**Schmauss:** Sie empfehlen zur Therapie des Prädelirs mit Doxepin ein trizyklisches Antidepressivum, das ausgeprägte anticholinerge Eigenschaften hat. Besteht hier nicht die Gefahr, daß Sie die Entwicklung eines Delirs praktisch induzieren?

**Daunderer:** Das Delir wird dadurch verhindert, daß wir allen Patienten zum Zeitpunkt der maximalen Intoxikation, d.h. wenn der Alkoholtest noch positiv ist, bei der die von Ihnen genannten anticholinergen Symptome vorliegen, Physostigminsalizylat intramuskulär verabreichen. Das ist die Voraussetzung für eine ambulante Entgiftung. Wenn Sie befürchten, daß der Patient ein Delir entwickelt, müssen Sie ihn rechtzeitig in die Klinik einweisen. Durch die rechtzeitige Injektion von Physostigmin können Sie jedoch die Entwicklung eines Delirs verhindern. Wenn Sie nun durch die Physostigmin-Injektion das Klientel der möglichen deliranten Patienten ausgesondert haben, bleiben nur noch die Patienten übrig, die eine prädelirante Symptomatik bieten. Bei diesen Patienten verstärkt Doxepin natürlich die anticholinerge Symptomatik, allerdings nicht in der Weise, daß der Patient darunter leidet. Die Ausprägung dieser anticholinergen Nebenwirkungen ist natürlich auch von der eingesetzten Dosis abhängig. Wir haben früher wesentlich höhere Dosen, bis maximal 300 mg/Tag, gegeben, und dann waren die anticholinergen Nebenwirkungen für den Patienten sehr störend, auch was die tachykarde Symptomatik anbetrifft. Heute setze ich viel geringere Dosen bis maximal 150 mg Doxepin ein.

**Rüther:** Gibt es eine Studie, die Doxepin gegenüber anderen Antidepressiva vergleicht und in der wissenschaftlich belegt ist, daß Doxepin das einzige Antidepressivum ist, das man in dieser Indikation einsetzen kann?

**Daunderer:** Nein.

**Wörz:** Sie haben die intravenöse Applikation von Clomethiazol beim eingetretenen Delir empfohlen. Meines Erachtens impliziert dieses Vorgehen doch erhebliche Risiken der Atemdepression bzw. des Atemstillstands. Ich habe Anfang der 70er Jahre selbst erlebt, daß einige Patienten nach intravenöser Verabreichung von Clomethiazol reaniminiert werden mußten und seitdem generell empfohlen, Clomethiazol nur eine befristete Zeit oral zu verabreichen.

**Daunderer:** Clomethiazol oral können Sie m. E. nur beim Prädelir einsetzen. Im Delir (s. meine Definition S. 86) nur mit oraler Medikation zu arbeiten, bedeutet für einen Patienten ein hohes Risiko, denn Sie haben im Delir im Vordergrund stehend, den Volumenmangel, den Wasserverlust, den Elektrolytverlust wie den Magnesiummangel und den Kaliummangel. Wenn ein Delir besteht, muß der Patient einen venösen Zugang haben, müssen diese Mangelzustände behoben werden. Sie müssen beim chronischen Alkoholiker auch die vorbestehende Kardiomyopathie und die Neigung zu Herzrhythmusstörungen mit einkalkulieren. Diese Patienten gehören in die Intensivstation und müssen am Monitor überwacht werden. Unter diesen Voraussetzungen ist die Clomethiazol-Infusionstherapie ein geringes Risiko.

**Wörz:** Das sind Forderungen, die nicht realisierbar sind. Es ist zumindest außerhalb der Großstädte einfach nicht möglich, Hunderte von deliranten Patienten in Intensivstationen zu versorgen.

**Hippius:** Bei uns ist die Situation so, daß wir durchaus auch manifeste Delire mit Clomethiazol oral behandeln und Flüssigkeit sowie Elektrolyte substituieren. Erst wenn der Verlauf des Delirs zu einer parenteralen Gabe von Clomethiazol zwingt, verlegen wir den Patienten auf die Intensivstation. Wir führen schon seit einigen Jahren keine intravenöse Applikation von Clomethiazol mehr durch.

**Rüther:** Ich möchte der Forderung von Herrn Daunderer widersprechen, daß jedes Volldelir auf einer Intensivstation behandelt werden muß. Ich halte diese Forderung ebenfalls für nicht realisierbar.

**Götze:** Wir behandeln auch in Hamburg die Delire – so wie Sie, Herr Daunderer sie beschrieben haben – ebenfalls in der Psychiatrie mit Clomethiazol, aber oral. Wir verlegen nur die Patienten auf die Intensivstation, bei denen wir wissen, oder bei denen es zu vermuten ist, daß eine kardiale oder pulmonale Schädigung vorliegt, oder ältere Patienten, bei denen wir eine unklare Vorgeschichte haben, wo auch zerebral, z. B. durch einen vorangegangenen Sturz, eine Komplikation vorliegen könnte. Diese Vorgehensweise halte ich für praktikabel und empfehlenswert.

**Hippius:** Wenn ein Patient völlig desorientiert ist, u. U. auch vegetative Irritationssymptome hat und im Nachhinein eine komplette mnestische Lücke für diese 2–3 Tage, in denen er dieses psychopathologische Vollbild eines Delirs geboten hat, vorliegt, und er alle 4 h per os Clomethiazol erhalten hat, liegt dann bei diesem Patienten Ihrer Meinung nach ein Prädelir oder ein Delir vor?

**Daunderer:** Die Grenze vom Prädelir zum Delir ist fließend. Ich würde sagen, wenn Sie den Patienten oral mit Clomethiazol behandeln konnten, war das mit Sicherheit kein Delir, sondern ein Prädelir.

**Hippius:** Dem würde ich widersprechen, weil psychiatrisch das Delir ein an der psychopa-

thologischen Symptomatik orientierter Begriff ist und eine Symptomatik mit völliger Desorientiertheit, motorischer Unruhe und totaler mnestischer Lücke aus meiner Sicht als Delir zu bezeichnen ist. Auch Ihrer Meinung, daß ein Delir nicht mehr oral mit Clomathiazol behandelt werden soll, kann ich nicht zustimmen. Die meisten unserer Patienten mit Delirien werden bei uns peroral mit Clomethiazol behandelt, und ich teile nicht Ihre Meinung, daß man bei diesen Patienten dann von einem Prädelir sprechen müßte. Wenn allerdings eine parenterale Anwendung von Clomethiazol notwendig ist, dann gehört der Patient sicherlich auf die Intensivstation, darin stimme ich mit Ihnen völlig überein.

**Rüther:** Ich behandle meine Patienten, die ein Delir entwickeln, ebenfalls vorerst peroral mit Clomethiazol und zwar in 4stündlichen Intervallen. Die Empfehlung von Herrn Daunderer, nun 1½stündlich Clomethiazol oral zu verabreichen, kann ich nicht mittragen. Im Gegenteil, wenn der Patient 2stündlich Clomethiazol benötigt, ist das für mich ein Signal für eine intravenöse Behandlung, und dann geben wir den Patienten in die Intensivstation.

**Daunderer:** Bei der oralen Gabe von Clomethiazol beträgt die Halbwertszeit 4 Stunden, d. h. daß Sie bei dieser geringen Dosis nur etwa eine halbe Stunde lang effiziente Spiegel erreichen. Danach klingt die sedierende Wirkung wieder ab.
Darüber hinaus kenne ich keine Entzugsdelirien, die nicht noch irgendwelche substitutionsbedürftigen Nebenbefunde hatten, wie z. B. der erhöhte Flüssigkeitsbedarf durch starkes Schwitzen oder der Elektrolytmangel, so daß ich auch aus diesem Grunde eine parenterale Gabe von Clomethiazol empfehlen würde.

**Hippius:** Das ist völlig richtig, aber diese parenterale Flüssigkeits- und Elektrolytsubstitution oder auch eine Antibiotikagabe, wenn der Patient erhöhte Temperaturen hat, ist meiner Meinung nach auf jeder Allgemeinabteilung bzw. psychiatrischen Abteilung durchzuführen, und es ist nicht unbedingt notwendig, den Patienten auf die Intensivstation zu verlegen.

**Rüther:** Würden Sie einem Praktiker empfehlen, ein Prädelir ambulant oral zu behandeln?

**Daunderer:** Die Voraussetzung hierfür ist, daß der Praktiker die Phasen des Alkoholentzuges einmal kennengelernt und eine gewisse Erfahrung in der Behandlung des Prädelirs gesammelt hat. Wenn sich der niedergelassene Arzt für eine ambulante Behandlung entschieden hat, ist eine engmaschige Überwachung des Patients unabdinglich. Auf jeden Fall muß die Möglichkeit gegeben sein, den Patienten beim Auftreten von Komplikationen umgehend in die Klinik einweisen zu können.

**Kissling:** Sie empfehlen, daß ein Prädelir auf keinen Fall mit Clomethiazol behandelt werden sollte. Ist es nicht so, daß man durch dieses Einsparen von Clomethiazol einen vermeidbaren Prozentsatz von Patienten vom Prädelir dann ins Delir befördert, nur um das Risiko einer möglichen Suchtgefährdung zu vermeiden?

**Daunderer:** Da gehen Sie von der Meinung aus, daß Clomethiazol ein Delir verhindern könnte. Clomethiazol hat im Prädelir den gleichen Effekt wie Doxepin. Es sediert den Patienten, hat aber mit Sicherheit keinen delirverhindernden Effekt, sondern das bestehende Prädelir oder Delir wird vom Patienten besser ertragen, weil seine Erregung gedämpft wird. Auch kürzt das Clomethiazol das Delir nicht ab, sondern das Delir dauert 5 Tage, ob Sie Clomethiazol geben oder nicht. Das Delir bleibt in seiner Länge immer gleich. Wenn sich dann ein weiteres Delir anschließt, liegt mit Sicherheit eine Polytoxikomanie vor. Es gibt ja die sog. protra-

hiert verlaufenden Delire. Bei diesen Patienten liegt meistens noch eine Benzodiazepin-Abhängigkeit vor, und wenn dann das Benzodiazepin mit abgesetzt wird, kann nach Ablauf des 5. Tages ein Benzodiazepin-Entzugsdelir zusätzlich auftreten. Ist der Patient barbituratabhängig, kann es zu einem zusätzlichen Delir 8-10 Tage nach Absetzen des Barbiturates kommen.
Man kann also nicht behaupten, daß Clomethiazol einen delirprotektiven oder einen delirabkürzenden Effekt hätte.

**Rüther:** Ich bin im Gegensatz zu Ihnen, Herr Daunderer, schon der Meinung, daß man mit Clomethiazol die Dauer eines Delirs abkürzen kann. Dieser Dissens liegt jedoch wahrscheinlich darin, daß Sie einen anderen Delirbegriff haben als wir und Sie nur sehr schwerwiegende Verläufe als Delir betrachten.

**Hippius:** Meines Erachtens muß ein Delir nicht unbedingt 5 Tage dauern, es kann auch nur 24 h anhalten.

**Schmauss:** Würden Sie dem Praktiker raten, Physostigmin in der Praxis zu injizieren?

**Daunderer:** Wenn der niedergelassene Praktiker entsprechende Erfahrungen gesammelt hat, ja. Allerdings gehören hierzu sicherlich eine sorgfältige Aus- und Weiterbildung und auch Informationen darüber, wann Physostigmin und Clomethiazol indiziert sind. Wichtig ist, daß beim Alkoholentzug der Alkoholtest durchgeführt wird, denn sonst besteht die Gefahr, daß Barbiturat- oder Benzodiazepin-Entzugsdelirien ebenso behandelt werden, wie ein Alkoholentzugsdelir, und das ist sicher falsch.

**Rüther:** Wenn der Alkoholtest negativ ausfällt, haben Sie zur Vermeidung eines Entzugskrampfes die intravenöse Gabe von Phenytoin empfohlen. Warum geben Sie nicht Phenobarbital?

**Daunderer:** Weil ich Angst habe, daß der Patient vielleicht ein Barbiturat-Entzugsdelir entwickelt, da ich zu Beginn nicht ganz sicher bin, ob er wirklich keine Barbiturate nimmt. Bei einer zusätzlichen Barbituratabhängigkeit dürfte diese geringe Phenobarbitaldosis i.v. nicht sehr effizient sein. Beim Phenytoin bin ich mir ziemlich sicher, daß der Patient davon noch nicht abhängig ist. Wenn Sie einen Entzugskrampf verhindern wollen, muß ja alles sehr schnell gehen, denn der Entzugskrampf kann oft noch unter einem positiven Alkoholspiegel eintreten. Während ein Entzugsdelir in der Regel in den ersten 24 h nach Absetzen des Alkohols auftritt, kann sich ein Entzugskrampf schon in den ersten 6 h entwickeln, obwohl es in seltenen Fällen auch noch bis zum 8. Tag zu einem Entzugskrampf kommen kann.

**Schmauss:** Ich würde ebenfalls unterstreichen, daß die Behandlung eines Krampfanfalles heute sicherlich nicht mehr eine Phenobarbitalgabe erfordert.

**Rüther:** Ich meinte die prophylaktische Gabe von Phenobarbital.

**Daunderer:** Wir kennen ja viele Alkoholiker, die in einer Phase, in der sie die Dosis reduziert haben, einen epileptiformen Krampfanfall bekommen haben und die danach gelegentlich einer zusätzlichen antiepileptischen Langzeittherapie zugeführt wurden. Wenn also ein Patient eine bekannte Alkoholanamnese hat und kein zerebrales Trauma und keine Auffälligkeit in der Anamnese zu finden sind, sollte man davon ausgehen, daß dieser Krampfanfall ein einmaliges Ereignis war, das sich nur dann wiederholt, wenn der Alkoholiker einen Entzug durchführt. Mit Sicherheit sollte hier keine Langzeitantiepileptika-Therapie durchgeführt werden.

**Hippius:** Wenn ich jetzt eine zusammenfassende Empfehlung aussprechen sollte, habe ich gewisse Schwierigkeiten mit der Darstellung eines Konsensus. Festhalten können wir, daß ein gewisser Dissens besteht zwischen den Verhaltensmaßregeln, die Herr Daunderer empfiehlt und der Auffassung seitens der Psychiatrie. In der psychiatrischen Darstellung bestand m.E. ein Konsens, daß man solange wie möglich mit Clomethiazol per os behandeln sollte und daß eine Verlegung in die Intensivstation dringend erforderlich ist, wenn intravenös Clomethiazol appliziert wird. Ebenso besteht sicherlich ein Konsens, daß Clomethiazol nicht über Wochen und Monate gegeben werden darf, sondern nach 1- bis 2wöchiger Behandlung wieder abgesetzt werden soll. Daß die vegetative Abstinenzsymptomatik noch nicht als Delir zu bezeichnen ist, darin besteht ebenfalls ein Konsens. Unterschiedlich bleibt die Auffassung über die Unterscheidung zwischen Prädelir und Delir und die Behandlungsnotwendigkeit des Delirs mit Clomethiazol i.v. oder peroral.

**Merksätze für die Praxis zum Thema:**

DIE BEDEUTUNG VON ANTIDEPRESSIVA IN DER
ENTZUGSBEHANDLUNG ALKOHOLABHÄNGIGER

1. Kontraindikationen für einen *ambulanten* Alkoholentzug
   sind Krampfanfälle und Delirien in der Anamnese sowie
   länger als einen Monat dauernde regelmäßige Einnahme
   von Medikamenten mit Abhängigkeits- und Suchtpotential
   (Clomethiazol, Barbiturate, Benzodiazepine); ebenso sind
   Patienten mit jahrelangem, regelmäßigem, ununterbroche-
   nem Alkoholmißbrauch vom ambulanten Alkoholentzug
   auszuschließen.

2. Im ambulanten Entzug Alkoholabhängiger können Antidepressiva wie z.B. Doxepin zur Behandlung leichter Entzugssymptome wie z.B. Unruhezustände und Schlafstörungen eingesetzt werden. Antidepressiva schützen den
   Patienten nicht vor schweren Entzugserscheinungen wie
   Krampfanfall und Delir.

3. Sedierende trizyklische Antidepressiva werden mit
   25-100 mg/Tag dosiert; EKG-Kontrollen sollten regelmäßig durchgeführt werden. Die Dauer der Behandlung sollte ca. 8 Tage das Abklingen der Entzugssymptome über-
   schreiten.

# Niedrigdosierte Antidepressiva als Alternative zu Benzodiazepinen

*E. Rüther*

Benzodiazepine werden von niedergelassenen Ärzten bei einer Vielzahl von Indikationen eingesetzt. In den letzten Jahren wurde diese Substanzklasse aufgrund des Abhängigkeitspotentials in Mißkredit gebracht. In vielen Fortbildungsveranstaltungen haben wir deshalb einen zurückhaltenderen und gezielteren Einsatz von Benzodiazepinen empfohlen, was eine Reihe von Ärzten jedoch dazu bewogen hat, Benzodiazepine *rigoros* abzusetzen. Eine solche Vorgehensweise haben wir jedoch nicht empfohlen; noch auf den ersten psychiatrischen Gesprächen am Gasteig habe ich darauf hingewiesen, daß Benzodiazepine grundsätzlich ausschleichend abgesetzt werden müssen und daß das Ausschleichen von Benzodiazepinen mit Antidepressiva möglich ist (Rüther 1987).

Vor allem von norddeutschen Psychiatern wurde ich nun in letzter Zeit immer wieder darauf hingewiesen, daß es unverantwortlich sei, generell den Ersatz der relativ harmlosen Benzodiazepine durch die mit sehr vielen Nebenwirkungen belasteten Antidepressiva zu empfehlen. Das war und ist jedoch nicht unsere Intention gewesen, und es ist sicherlich nicht richtig, all die Patienten, die früher wegen Angstzuständen oder Schlafstörungen mit Benzodiazepinen behandelt wurden, nun mit den hochdifferenten Antidepressiva zu therapieren, bei denen sowohl Risiken wie EKG- und EEG-Veränderungen als auch eine Agranulozytosegefahr bestehen.

Im folgenden will ich deshalb zu folgenden Fragen noch einmal Stellung beziehen:

1. Was verstehen wir unter einer niedrigen Antidepressivadosis, die als Alternative zu Benzodiazepinen eingesetzt werden kann und welche Wirkungen kann man von einer niedrigdosierten Antidepressivagabe erwarten?
2. Bei welchen Indikationen sind niedrigdosierte Antidepressiva als Alternative zu Benzodiazepinen zu empfehlen?
3. Welche Vorgehensweise ist beim Einsatz niedrigdosierter Antidepressiva zu empfehlen?
4. Welche Kontrolluntersuchungen sind notwendig?

*Ad 1:* Das obere Limit für eine niedrige Antidepressivadosis würde ich mit 50 mg Amitriptylin oder Doxepin ansetzen. In der Regel werden niedrigdosierte trizyklische Antidepressiva in einer Dosis von 5, 10 oder 25 mg eingesetzt. Eine antidepressive Wirkung ist bei dieser Dosis m.E. in der Regel nicht zu erwarten; der anxiolytische und sedierende Effekt kann genutzt werden und gibt auch die Indikationsgebiete der niedrigdosierten Antidepressiva vor. Diese Wirkungen können akut oder auch mit einer Latenz von einigen Tagen auftreten, was man dem Patienten gegenüber erwähnen muß.

*Ad 2:* Die sedierende Wirkung niedrigdosierter Antidepressiva ist wie folgt zu indizieren: a) bei chronischen Hyposomnien evtl. auch als Intervalltherapie mit Benzodiazepinen, b) grundsätzlich bei Patienten mit Schlafapnoen, c) bei Patienten mit Benzodiazepinabhängigkeit (auch in der Anamnese), d) bei Patienten mit einer „low-dose-dependency", e) bei Patienten, bei denen die Benzodiazepinwirkung nachläßt und eine Erhöhung der Benzodiazepindosis zur Erreichung eines Therapieerfolgs erforderlich wäre. – Die anxiolytische Wirkung niedrigdosierter Antidepressiva wird folgendermaßen indiziert: a) in der ambulanten Therapie von Patienten, die diagnostisch eingeordnet werden wie „psychosomatische Beschwerden", „psychovegetatives Syndrom" oder „ängstliche Verstimmungszustände", b) kurzdauernde (1–3 Monate) depressive oder ängstliche Verstimmungszustände als Reaktion auf äußere oder innere Belastungen (z. B. Examensangst, Verlust der Arbeit).

*Ad 3:* Der Einsatz niedrigdosierter Antidepressiva folgt relativ einfachen Regeln. Mit der niedrigst möglichen Dosierung sollte begonnen werden; eine Dosissteigerung ist nicht unbedingt vorzunehmen, wenn die Wirkung auf sich warten läßt. Der Patient sollte darüber aufgeklärt werden, daß die Wirkung erst allmählich und häufig erst nach 2–3 Tagen einsetzt. Auch unter dieser niedrigen Antidepressivadosis muß mit den bekannten Antidepressiva-Nebenwirkungen wie Mundtrockenheit, Schwindel und bei den sedierenden Thymoleptika mit Tagesmüdigkeit gerechnet werden, die jedoch in der Regel nach 8–10 Tagen sistieren, ohne daß die anxiolytische und schlaffördernde Wirkung nachläßt. Auch über die Nebenwirkungen ist der Patient vor Einleitung der Behandlung aufzuklären.

*Ad 4:* Auch unter einer niedrigdosierten Antidepressivatherapie sollten die üblichen Routineuntersuchungen, wie sie von Benkert u. Hippius (1986) vorgeschlagen wurden, durchgeführt werden (Tabelle 1). Diese Empfehlung

**Tabelle 1.** Empfehlung der Routineuntersuchungen unter Antidepressiva. $X$ = Anzahl der Kontrollen (aus Benkert u. Hippius 1986)

| | vorher | Monate | | | | | | viertel-jährlich |
|---|---|---|---|---|---|---|---|---|
| | | I | II | III | IV | V | VI | |
| Blutbild | X | XX | XX | XX | X | X | X | X |
| RR/Puls | X | XX | XX | XX | X | X | X | X |
| Harnstoff, Kreatinin | X | | | X | | | X | X |
| GOT, GPT, $\gamma$-GT | X | X | X | X | | | X | X |
| EKG | X | | | X[a] | | | X[a] | X[a] |
| EEG | X | | | X[b] | | | X[b] | X[b] |

[a] Bei Patienten über 50 Jahren und bei kardiovaskulären Störungen
[b] Bei Patienten mit hirnorganischen Störungen

dient m. E. jedoch eher dem Sicherheitsbedürfnis des Arztes, als daß ich davon überzeugt wäre, daß Blutbildkontrollen und EEG-/EKG-Kontrollen bei normalen Ausgangswerten unter der Therapie angezeigt seien. Diesen Aspekt sollten wir jedoch in der Diskussion näher beleuchten.

## Literatur

*Benkert O, Hippius H* (1986) Psychiatrische Pharmakotherapie. Springer, Berlin Heidelberg New York Tokyo

*Rüther E* (1987) Welche Vorgehensweise ist beim Absetzen langfristig eingenommener Benzodiazepine zu empfehlen? In: Hippius H, Rüther E (Hrsg) Antidepressiva und Depressionsbehandlung in der ärztlichen Praxis. Springer, Berlin Heidelberg New York Tokyo, S 68

## Diskussion

**Kissling:** In welchen Studien wird belegt, daß diese niedrigen Antidepressivadosen diese von Ihnen geschilderten Wirkungen haben?

**Rüther:** Ich habe darauf hingewiesen, daß ich mich auf Erfahrungswerte stütze und meine Empfehlungen nach wissenschaftlichen Kriterien nicht abgestützt sind. Wir sollten jedoch diese Empfehlungen diskutieren, und wenn wir zu einem Konsens kommen, daß ein solches Vorgehen falsch ist, dann sollten wir von dieser in der Praxis üblichen Vorgehensweise, Benzodiazepine durch niedrigdosierte Antidepressiva zu ersetzen, abraten.

**Maier:** Sie haben allgemein von Antidepressiva gesprochen; sehen Sie die Antidepressiva als gegeneinander austauschbar an oder glauben Sie, daß nur bestimmte Antidepressiva bevorzugt als Alternative zu Benzodiazepinen eingesetzt werden sollten? Z. B. gibt es ja eine Studie von Gershon, die nachweist, daß beim generalisierten Angstsyndrom Imipramin besser wirksam ist als Doxepin.

**Rüther:** Ich würde Antidepressiva empfehlen, die neben ihrer thymoleptischen Komponente anxiolytisch und sedierend wirken. Bei der von Ihnen genannten Studie mit Imipramin und Doxepin wurden viel höhere Dosen gegeben als die niedrige Dosierung, die ich als Alternative zu Benzodiazepinen empfohlen habe. Wir sollten uns deshalb erst einmal darüber einigen, welche Antidepressivadosierungen in diesen Indikationen, in denen sie als Alternative zu Benzodiazepinen eingesetzt werden, in Frage kommen.

**Maier:** Man sollte bezüglich der Dosis ein stufenweises Vorgehen empfehlen und keine fixe Dosierung vorgeben. Bei der Rezidivprophylaxe von Panikattacken ist z. B. gezeigt worden, daß sehr viele Patienten niedrig dosiert auf Imipramin ansprechen; bei manchen Patienten muß man jedoch die Imipramindosis auf 200 mg oder noch höher steigern, um einen Effekt zu erzielen.

**Rüther:** Ich glaube nicht, daß man bestimmte Patientengruppen klassifizieren kann, die grundsätzlich höhere Antidepressivadosen benötigen. Es wird sich vielmehr um eine zeitliche Abfolge handeln, bei der man zunächst niedrig dosiert und dann bei manchen Patienten zu einem bestimmten Zeitpunkt den Eindruck gewinnt, daß eine höhere Dosis angezeigt ist.

**Maier:** Würden Sie Ihrerseits eine Kombinationstherapie zwischen Antidepressiva und Benzodiazepinen, z. B. bei Depressionen, empfehlen?

**Rüther:** Ja.

**Maier:** Sie würden also nicht generell versuchen, durch den Ersatz von Benzodiazepinen mit Antidepressiva eine Kombinationstherapie zu verhindern?

**Rüther:** Nein. Viele niedergelassene Praktiker und Internisten sind jedoch durch einschlägige Veröffentlichungen verunsichert im Umgang mit Benzodiazepinen und wollen diese Präparate soweit wie möglich einschränken. Von der häufig geübten Praxis, Fluspirilen als Wochentranquilizer zu spritzen, haben wir aufgrund der Gefahr von extrapyramidalen Störungen abgeraten. Wenn jedoch die Gabe eines Benzodiazepins indiziert ist und der niedergelassene Arzt kein Benzodiazepin geben will, dann sollte er überlegen, ob hier nicht auch die Gabe eines niedrigdosierten Antidepressivums möglich ist. Dieser Ersatz von Benzodiazepinen durch niedrigdosierte Antidepressiva wird ja in der niedergelassenen Praxis häufig vorgenommen, und die Frage ist, wie stehen wir dazu, welche Empfehlungen können wir geben?

**Wörz:** Man kann diese Frage nur diskutieren, wenn man die Problematik der Benzodiazepine einbezieht. Wir Psychiater neigen dazu, alles zu eliminieren, was eine Abhängigkeit herbeiführen kann. Auf der anderen Seite gibt es natürlich auch viele Argumente für Benzodiazepine, z. B. daß sie sehr gut verträglich sind.
Können Sie wenigstens eine Nutzen-Risiko-Schätzung vornehmen, welche Vorteile und

Nachteile uns die niedrigdosierte Thymoleptika-Behandlung gegenüber den Benzodiazepinen bringt? Das „Massenexperiment" des Einsatzes von Benzodiazepinen läuft schon seit den 60er Jahren, und uns liegt somit auch ein erhebliches Erfahrungswissen vor. Welche Argumente können Sie gegen den Einsatz von Benzodiazepinen anführen?

**Rüther:** Das Hauptargument ist, daß vom Arzt eine Abhängigkeitsentwicklung bei Patienten induziert wird, die eigentlich Benzodiazepine nicht benötigen.

**Wörz:** Die Nachteile der Behandlung mit sedierenden Antidepressiva könnten gravierender sein?

**Rüther:** Diese Frage ist m. E. noch nicht beantwortet. Diejenigen jedoch, die gegen eine niedrigdosierte Antidepressivagabe sind, haben noch nicht bewiesen, daß Antidepressiva in dieser niedrigen Dosierung sehr viel negativer als die Benzodiazepine bewertet werden müssen. Es scheint, daß sich bei den Niedrigdosierungen viel seltener eine Agranulozytose entwickelt und daß die in diese Richtung häufig geäußerten Befürchtungen nicht gerechtfertigt sind. Als Vorteil einer niedrigdosierten Antidepressivagabe würde ich anführen, daß es bei ihnen nicht zu einer Adaptation kommt, was leider häufig bei den Benzodiazepinen der Fall ist.

**Hippius:** Ist es nicht übertrieben, wenn man bei 20 oder 25 mg Amitriptylin sofort an die Gefahr einer Agranulozytose denkt?

**Rüther:** Von den Kritikern eines Benzodiazepin-Ersatzes durch niedrigdosierte Antidepressiva wird dieses Argument immer wieder angeführt. Ich werde auf Fortbildungsveranstaltungen häufig daraufhin angesprochen.

**Hippius:** Sicherlich kann man das Agranulozytoserisiko unter niedrigdosierter Antidepressivagabe de facto nicht ganz ausschließen. Es sollte aber nicht zu hochgespielt werden.

**Götze:** Ich möchte das bestätigen, was Herr Rüther sagte. Wir haben in der Klinik früher Benzodiazepine auch bei Patienten mit leichter bis mittelgradiger ängstlich-depressiver Verstimmung verschiedener Genese gegeben, bei denen wir nicht den Eindruck hatten, daß wir sie höher dosiert antidepressiv behandeln müßten. Hier verabreichen wir heute niedrig dosiert z. B. Amitriptylin mit 25–50 mg, meist abends, und erreichen dadurch doch eine deutlich bessere Kooperation mit den Patienten. Wir können Gespräche viel besser führen als es früher möglich war und auf Benzodiazepine voll verzichten. Mir liegt hierüber zwar keine wissenschaftliche Studie vor, aber es ist zumindest in der Klinik eine allgemeine Erfahrung. Ich glaube auch, daß es im Grunde genommen das widerspiegelt, was viele niedergelassene Ärzte täglich praktizieren.

**Bönisch:** In welchem Zeitraum setzt man um, wenn der Patient von Benzodiazepinen auf Antidepressiva umgestellt werden soll und wie wird umgestellt, wenn der Patient mit einer Benzodiazepin-Betablocker-Kombinationstherapie vorbehandelt ist?

**Grohmann:** Die Erfahrungen, die wir gerade aus der Erfassung der Abhängigkeitsentwicklung bei Benzodiazepinen gewonnen haben, sprechen ganz eindeutig dafür, daß man Benzodiazepine prinzipiell immer ganz langsam, d.h. im ambulanten Bereich über mehrere Wochen schrittweise absetzen sollte, vor allem dann, wenn sie längerfristig gegeben worden sind, also mindestens eine mehrmonatige Therapie vorangegangen ist. Natürlich hängt die Dauer dieser Absetzphase davon ab, wie hoch die vorangegangene Dosierung war. Wenn es eine therapeutische Dosis war, sollte man das Benzodiazepin über einige Wochen ausschleichen und gleichzeitig allmählich die alternative Medikation mit dem Antidepressivum aufbauen. Bezüglich des Absetzens der Betablocker-Medikation liegen uns weniger Erfahrungen vor. Es bietet sich im Grunde genommen eine ähnliche Vorgehensweise an, weil manche Symptome, die in der Ausschleichphase verstärkt auftreten können, durch Betablocker aufgefangen werden.

**Daunderer:** Wir hatten früher bei der reinen Benzodiazepinabhängigkeit große Probleme, diese Präparate über einen solch langen Zeitraum auszuschleichen. Die Patienten hielten sich meist nicht an die festgelegte Dosis. Auch bin ich nicht der Meinung, daß man einem Patienten eine Substanz, die zur Abhängigkeit geführt hat, ausschleichend über Monate weitergeben soll. Meines Erachtens sollte das Benzodiazepin möglichst rasch abgesetzt werden.

**Hippius:** Ich kann diese Auffassung von Herrn Daunderer nicht teilen. Wir haben in den letzten Jahren sehr intensiv durch unsere klinischen Erfahrungen gelernt, daß der Benzodiazepinentzug – ähnlich wie der Barbituratentzug – selbst bei therapeutischen Dosen über einen langen Zeitraum durchgeführt werden muß. Im Gegensatz zur Auffassung von Herrn Daunderer differenzieren wir in unseren Entzugsempfehlungen und sagen, daß Benzodiazepine und Barbiturate langsam entzogen werden müssen, während man Alkohol und Opiate in der Regel abrupt absetzen kann.

**Pflug:** Ich will noch eine weitere Indikation zum Einsatz niedrigdosierter Antidepressiva zur Diskussion stellen. Ich behandle schon seit 2 Jahren einige jüngere Patienten, die über ängstlich-dysphorische Verstimmungszustände klagen, also nicht unter einer richtigen Depression leiden und die dazu neigen, während dieser Phasen einen Alkoholabusus zu entwickeln, mit niedrigdosierten Antidepressiva. Diesen Patienten, die früher außerordentlich problematisch zu behandeln waren, gebe ich in der Regel 20 mg Doxepin pro Tag und konnte bislang sehr gute Therapieerfolge beobachten. Die dysphorischen Phasen sind nicht mehr aufgetreten, die Patienten fühlen sich stabil, ausgeglichen, stei-

gern nicht die Dosis und entwickelten keinen Alkoholabusus, was mir auch von den Familienangehörigen bestätigt wurde.

**Kissling:** Ist es wirklich so, daß 10–20 mg eines Antidepressivums, z.B. Doxepin, eine den Tranquilizern vergleichbare schlafanstoßende und tranquilisierende Wirkung haben? Ich kann diese Auffassung nicht vertreten.

**Grohmann:** Wir haben in der Zusammenarbeit mit niedergelassenen Nervenärzten in den letzten Jahren Erfahrungen gemacht, die wir vorher auch nicht für möglich gehalten haben. Diese Ärzte berichten uns immer wieder, daß sie anstelle von Benzodiazepinen z.B. 10–20 mg Doxepin geben und häufig eine sehr gute Wirkung beobachten. Andererseits können jedoch auch unter dieser niedrigen Dosierung manchmal deutliche Nebenwirkungen auftreten, vergleichbar wie unter den sehr viel höheren Dosen, wie sie bei schwer depressiven Patienten eingesetzt werden.

**Hippius:** Man kann sicher festhalten, daß eine auf den Ergebnissen wissenschaftlich seriöser Studien basierende Begründung für die Wirksamkeit niedrigdosierter Antidepressiva fehlt und daß Empfehlungen, die in diesem Kreis formuliert werden, auf Erfahrungen der verschiedenen Arbeitsgruppen basieren. Ein Konsens besteht m.E. darin, daß in den Indikationen, in denen früher Benzodiazepine allein und u.U. sogar zu häufig und zu vorschnell eingesetzt wurden, das Spektrum der Möglichkeiten größer ist, indem man neben den Benzodiazepinen auch niedrigdosierte Antidepressiva oder auch Neuroleptika einsetzen kann. Auch der Einsatz von Betablockern kann bei bestimmten Indikationen differentialtherapeutisch sinnvoll sein, z.B. bei Examensangst. Die Abschätzung der differentiellen Indikationen und das Abwägen von Vor- und Nachteilen beruht jedoch im Grunde genommen nur auf Erfahrungswerten.

**Maier:** Es gibt einige Studien zum generalisierten Angstsyndrom, die relativ überzeugend gezeigt haben, daß man die anxiolytische Wirkung von Benzodiazepinen durch eine entsprechende Applikation von Antidepressiva ersetzen kann.

**Kissling:** In welcher Dosis?

**Maier:** Ich habe nicht die Erfahrung machen können, daß häufig eine anxiolytische Wirkung mit Dosierungen von Imipramin um 100 mg erreicht werden kann.

**Pflug:** Wir sollten nicht von den erforderlichen Dosen an unserem Klinikklientel auf die Praxis schließen. In der Klinik müssen Sie mit höheren Dosen arbeiten, da das Patientengut eine „negative Auslese" darstellt und viel schwerer erkrankt ist. Deshalb halte ich auch die Ergebnisse der Klinikstudie nicht auf die Praxis übertragbar, da das Gros der Patienten des niedergelassenen Arztes nicht in die Klinik kommt.

**Hippius:** Die Ansicht von Herrn Pflug möchte ich voll unterstreichen. Die Arbeitsgruppen von Grohmann in München und Linden in Berlin haben ja Ambulanzstudien durchgeführt und waren überrascht, als sie bei der a posteriori-Analyse feststellten, wie niedrig die verschriebenen Dosierungen waren. Deswegen meine ich schon, daß unsere Empfehlungen tatsächlich aus den Erfahrungen in Ambulanzstudien resultieren müßten und nicht aus den Erfahrungen des Klinikers extrapoliert werden dürfen.